成長期応援!

心も体も強くなる

ぐんぐんレシピ

小泉勇人

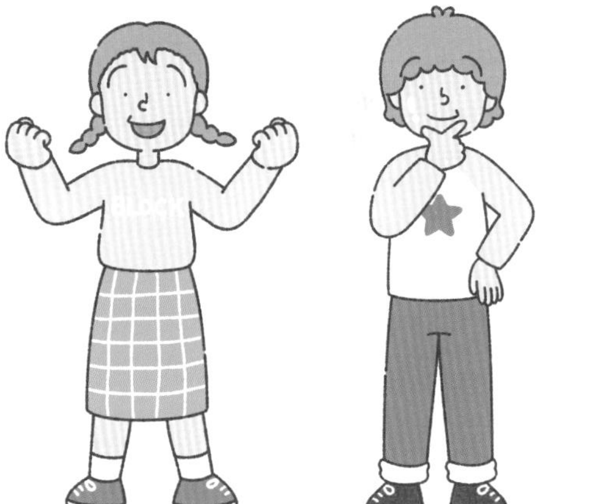

幻冬舎

はじめに

食べたものが体をつくる

僕は幼少期からサッカーをはじめ、１年半ほど前まではプロサッカー選手でした。元々食べることにあまり興味がなく、料理経験はまったくなし。そんな僕が自炊をするようになったのは、コロナ禍がきっかけです。外出制限で試合や練習がなくなり、時間ができたので、YouTubeやSNSを参考に、簡単な料理を作るようになりました。同時に、コンディションを上げるため、栄養について勉強し、食事に取り入れるように。

栄養バランスを意識した食事に変えると、それまで漠然と感じていた体やメンタルの不調が、一気に改善しました。当たり前のことですが、体は食べたものでつくられているのだと、改めて気づかされました。

多方面から食や栄養の知識を得てわかったのは、僕がここまで背が伸びたのも、今まであまり風邪を引かず、ケガが少なかったのも、子どもの頃の食事の影響が大きかったということです。

現役を引退した今、元アスリートの僕が実感した子どもの食事の大切さを、もっと多くの方に伝えていきたいと考えています。

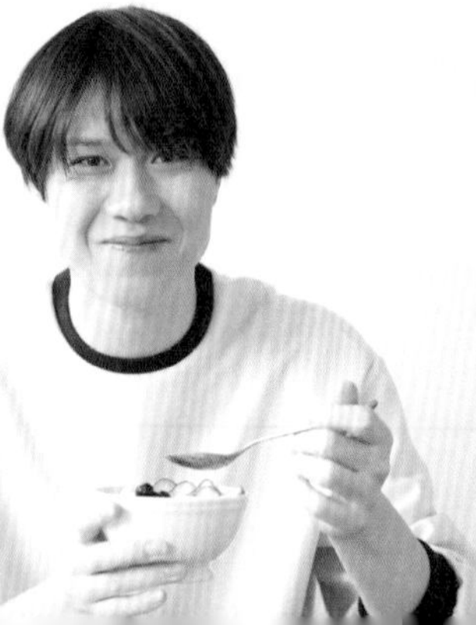

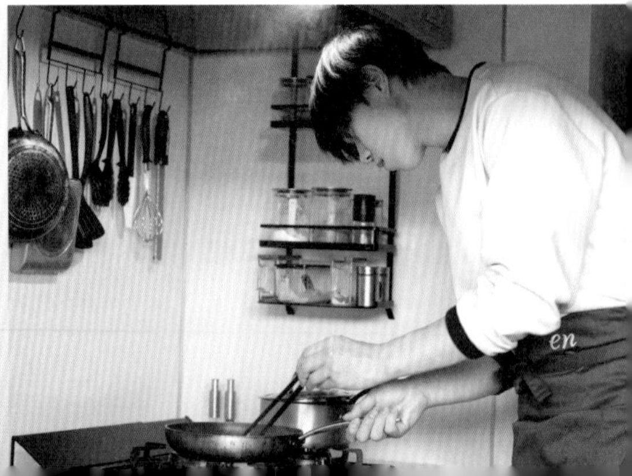

2～6歳頃の幼少期は体が大きく発達する時期で、食事の良し悪しが発育に大きく関わります。小学生からの学童期は、「成長スパート」といわれる、背が急激に伸びる時期にもあたります。その頃の食事は、身長はもちろん、骨密度《こつみつど》、筋力、免疫力、身体能力、脳機能など、体にさまざまな影響を与えます。それぞれの時期に、どの栄養素をどのくらい摂取すればいいのかを親が把握し、きちんと食事に取り入れることが重要です。

親の知識が子どもを守る

この本では、親御さんに知っていただきたい食や栄養の知識をまとめました。子どもに必要な栄養素を盛り込んだレシピとともにご紹介します。

僕は料理の仕事をするようになった今でも、料理はあまり好きではありません。そんな僕だからこそ、調理工程が少なく、負担がかからない、手軽なレシピを考案しました。魚など子どもが手を伸ばしにくい食材も、おいしく食べられるように、味つけや見た目を工夫しています。

食事は日々の営みです。1～2回では変わらないかもしれませんが、毎日、積み重なれば、将来の体や能力にも差が出てきます。子どもは食べるものを自分で選ぶことはできません。だからこそ、周りの大人のサポートが大切。しっかりと知識を身につけることで、子どもの健康を守り、よりよい人生を送るチャンスを最大限に広げてもらえたらと願っています。

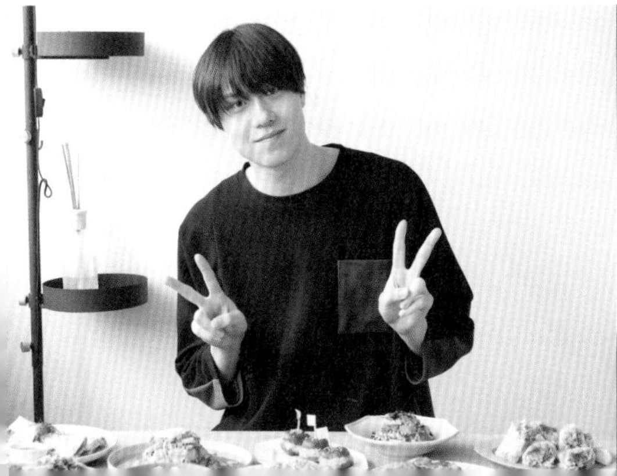

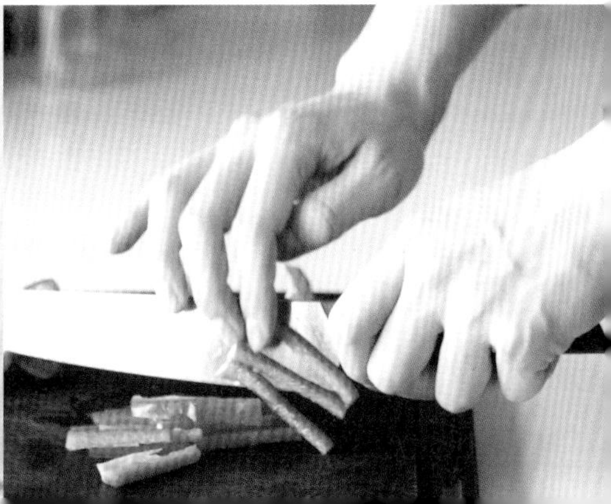

小泉勇人はこんな人!

**まずは僕の自己紹介。
子どもの頃からの成長過程や、
これまでの経歴などを紹介します。**

健康で丈夫な
体に育ちました

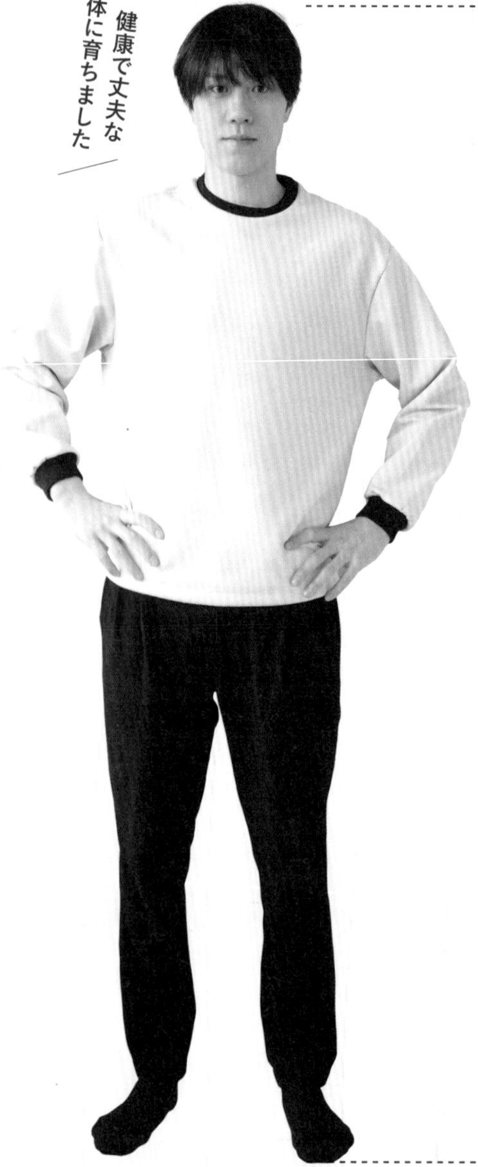

193cm 今

190cm 高3

185cm 中3

一番背が伸びた中学時代
中学3年間で20cmも背が伸びたので、制服やジャージのサイズが合わなくなり、3回買い直しました。

165cm 小6

コンスタントに成長
背は年間6〜7cm、継続的に伸び続けていました。水泳に加え、6歳からはサッカーもはじめました。

100cm 幼少期

運動をはじめる
幼稚園で既に背は高い方でした。体力作りのため、3歳からケガのリスクが少ない水泳を習いはじめます。

51cm 0歳

元気に生まれる
出生時は平均値より少し大きめの身長51cm、体重3560g。体型は標準ですくすく元気に育ちました。

Career 経歴

6歳でサッカーをはじめる。ポジションはゴールキーパー。12歳で鹿島アントラーズジュニアユースに入団し、15歳でユース、18歳でトップチームに昇格し、プロへ。水戸ホーリーホック、いわてグルージャ盛岡、ザスパクサツ群馬を経て、2019年8月にヴァンフォーレ甲府へ移籍。コロナ禍に料理をはじめ、2021年7月からSNSにレシピを投稿。2022年春から発信内容を進化させ、栄養バランスを意識したアスリートの1週間献立などをアップすると大きな話題を呼び、フォロワー数が急激に増加。同時に、栄養に関する勉強をはじめ、アスリートフードマイスター3級、野菜スペシャリスト、生活習慣病予防プランナー、腸活アドバイザー、ナチュラルフードコーディネーター、上級食育アドバイザーの6つの資格を1年間で取得。さらに、JADP認定メンタル心理カウンセラー、上級心理カウンセラー、行動心理士、スポーツメンタルトレーナー、パーソナルトレーナーといった資格も取得し、あらゆる角度から知識を得る。アスリートの経験を活かし、幼少期から年配の方まですべての年代の食事のサポートをしたいという気持ちが強くなり、27歳で引退。食の大切さを伝えるため多方面で活動。子どもの未来を食で支えたいという想いから、食育にも力を入れている。全国の子ども食堂や児童養護施設などに食材の寄付や料理の提供を積極的に行う。また、農林水産省開催の食育推進フォーラム2024に参加し、Z世代に向けて講演を行うなど、活動の幅を広げている。

contents

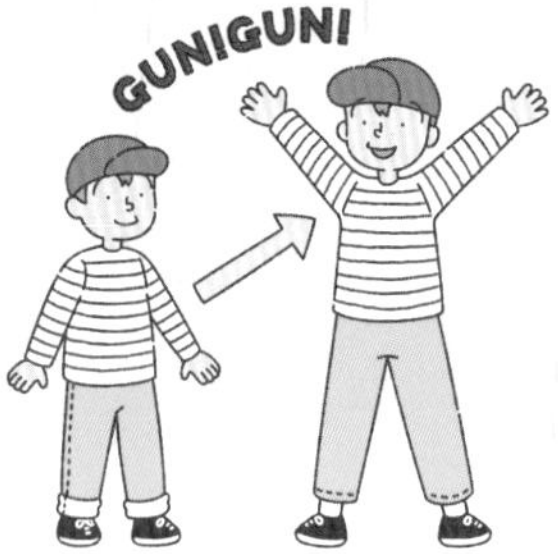

part 1 背をぐんぐん伸ばす

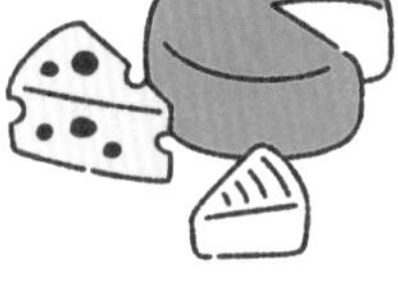

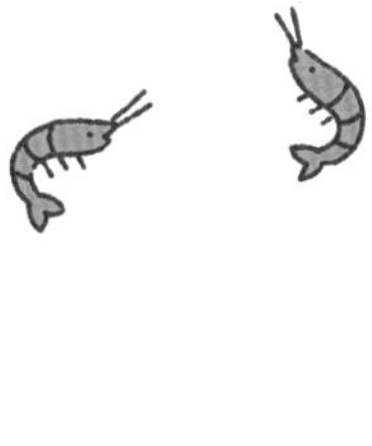

part 2 体力をつけ、風邪を引かない体をつくる

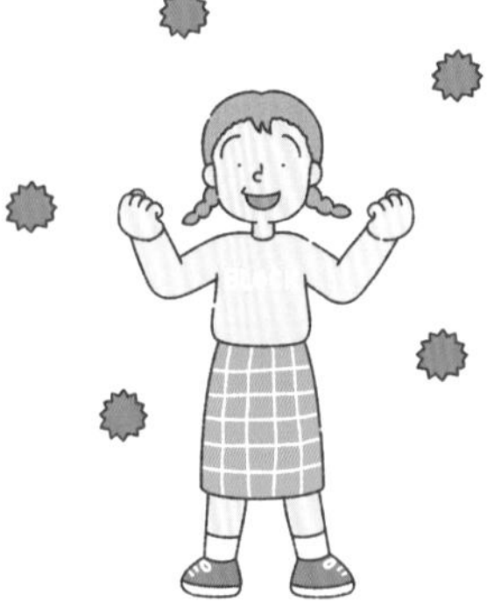

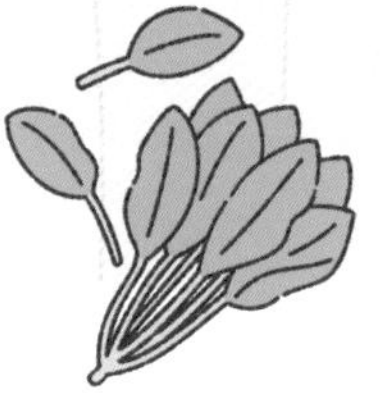

part 3 骨を強化し、絶対にケガをしない体をつくる

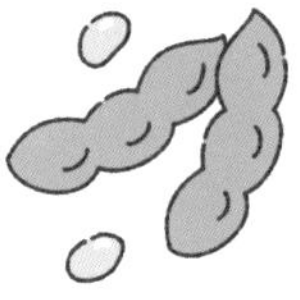

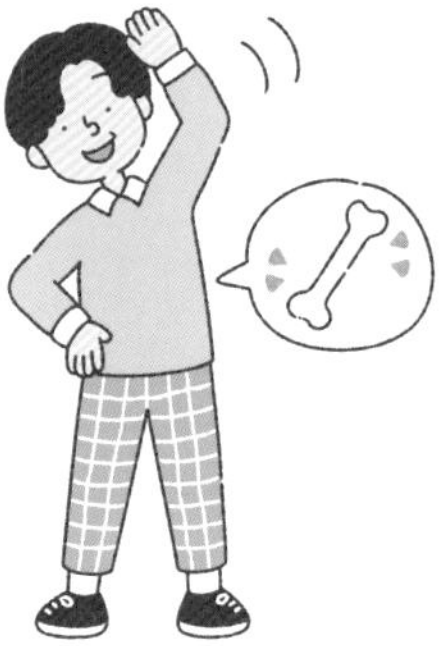

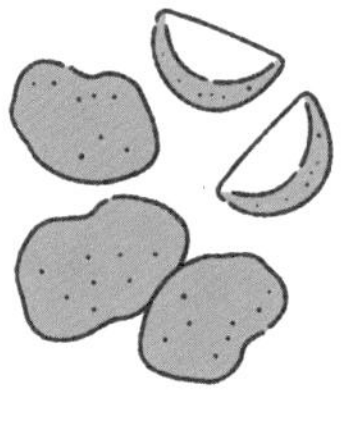

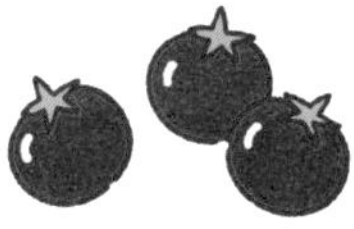

part 4

どんなスポーツにも使える！ 質のよい筋肉をつける

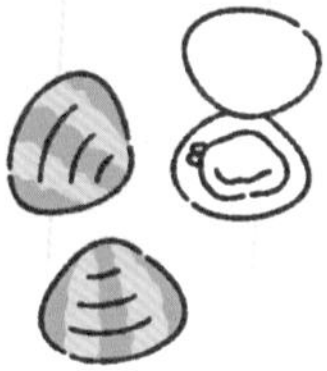

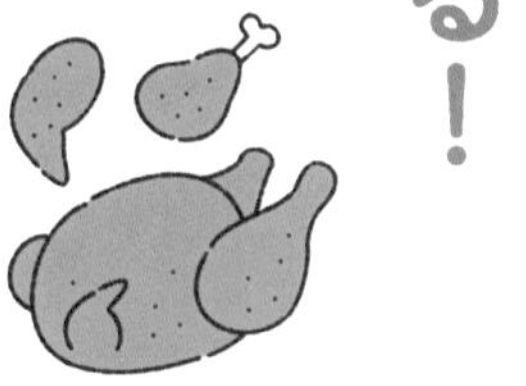

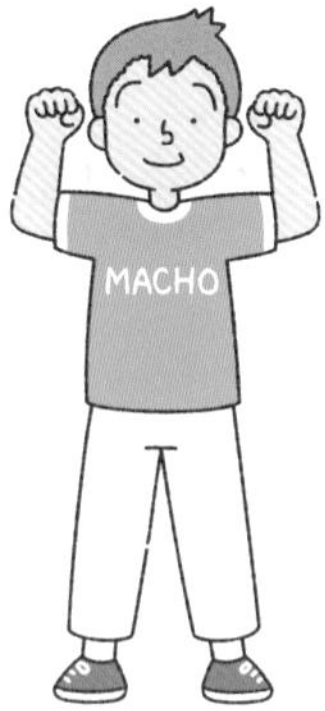

part 5

誰にも負けないメンタルをつくる

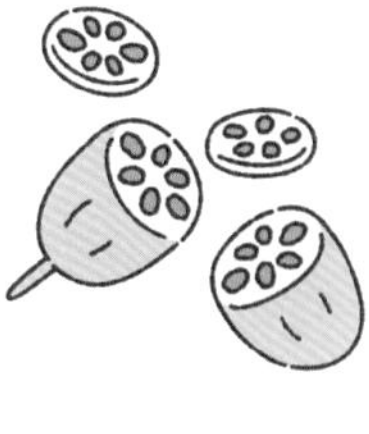

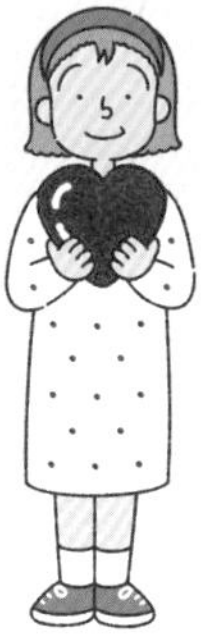

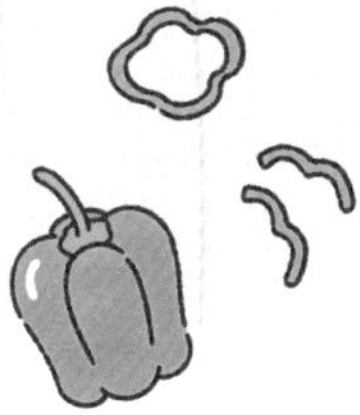

part 6 体の中からお肌ツヤツヤ

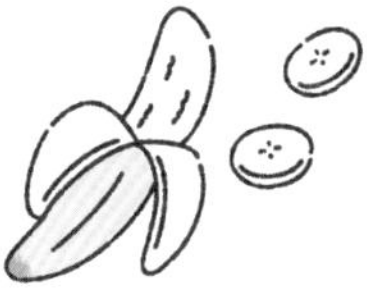

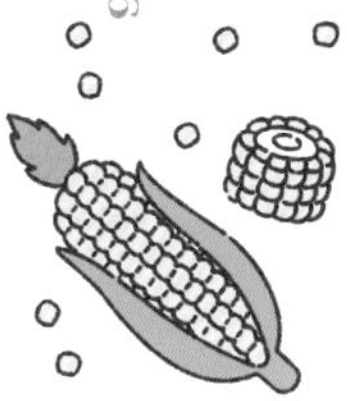

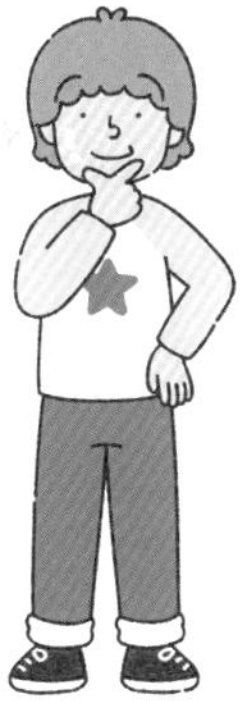

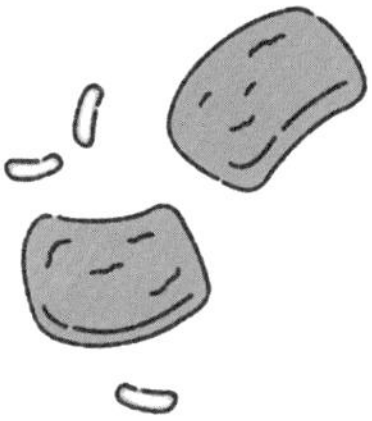

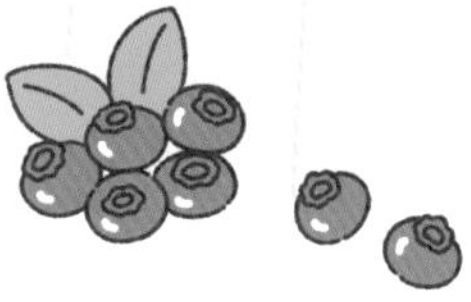

part 7

食べれば食べるほど「伸びる」おやつ

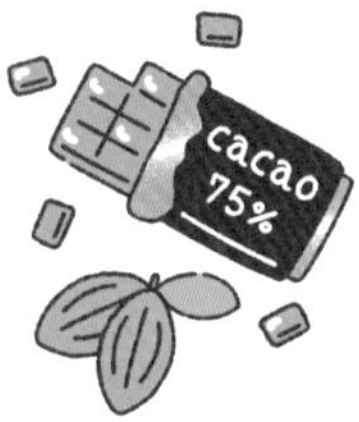

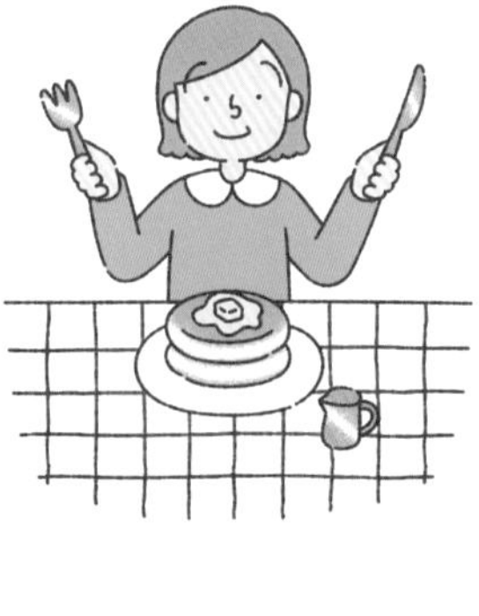

大さじ1は15㎖、小さじ1は5㎖です。

part 1

背をぐんぐん伸ばす

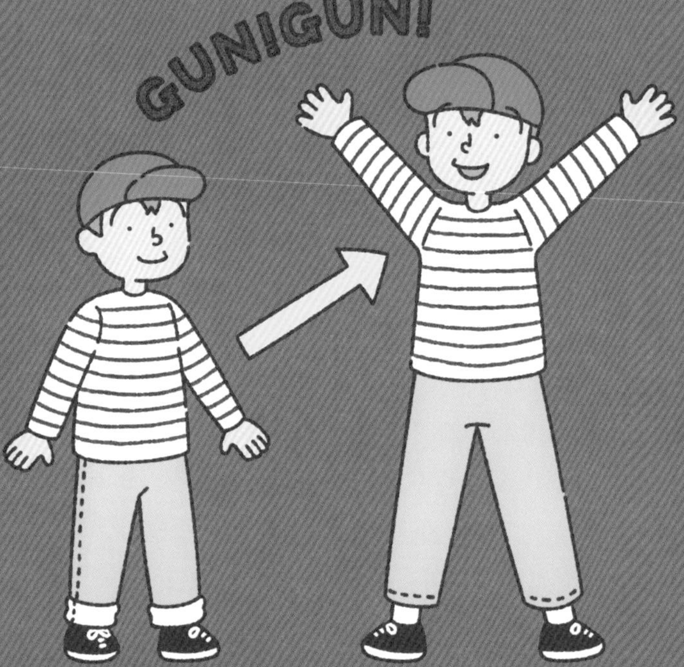

learning

成長スパートを見逃さないで

思春期は背が急激に伸びる

身長は遺伝が約25％で、残り約75％は生活習慣や食事の影響だといわれています。

背が伸びる＝骨が伸びること。骨の両端にある「骨端線《こったんせん》」と呼ばれる軟骨部分が、成長ホルモンの働きによって硬い骨になり、骨が伸びることで背が伸びます。大人になると骨端線はなくなるので、背の伸びも止まります。だから、骨端線があって背が伸びやすい時期に、必要な栄養をしっかりとることが大切です。骨の伸びを促す成長ホルモンは、寝ている間と運動中に多く分泌されます。食事のほかに、8～10時間の良質な睡眠と、1日1時間程度の適度な運動を心がけましょう。

人生の中で背が急激に伸びる時期は2回あります。1回目は赤ちゃんのときで1年に25㎝ほど伸びます。2回目は「成長スパート」といわれる思春期のときで、女子は11歳で約8㎝、男子は13歳で約9㎝伸びます。成長スパートの開始時期は個人差があり、ほとんどの人は成長スパートのスタートに気づかないまま大人になってしまいます。成長スパートを見逃さないためには、定期的に身長と体重を計測してグラフ化する成長曲線を描くのがおすすめ。身長が急激に伸びて曲線が上へ大きく傾いたら、成長スパート突入のサインです。

牛乳だけでは背は伸びない

背を伸ばすために意識したい栄養素は、タンパク質とカルシウムです。タンパク質を構成するアミノ酸は骨を形成する材料の1つで、成長ホルモンの分泌を促進します。カルシウムも骨を作るために必要な材料で、骨を丈夫にしてくれます。「背を伸ばしたいから、たくさん牛乳を飲んでいる」という方がよくいらっしゃいます。たしかに牛乳に含まれる良質なタンパク質やカルシウムは背を伸ばすのに必要なのですが、牛乳だけを飲めばいいというわけではなく、各種栄養をバランスよくとることが大事です。特に、カルシウムの吸収をサポートするビタミンD、カルシウムを骨に定着させるマグネシウム、タンパク質の吸収を助けて成長ホルモンの分泌にも影響を及ぼす亜鉛などを一緒にとると、より効果的になります。

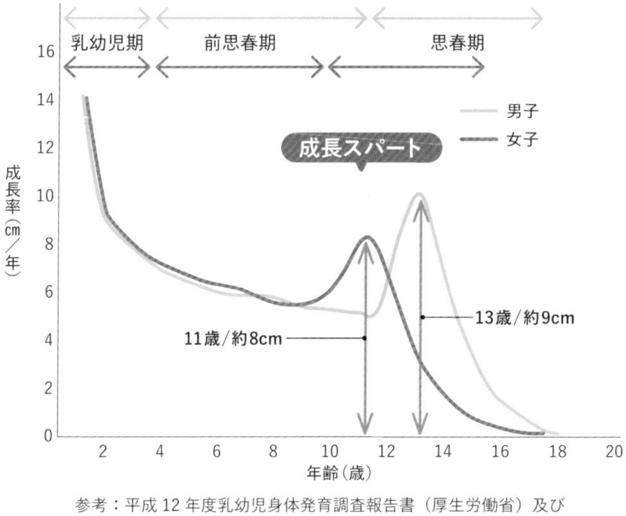

参考：平成 12 年度乳幼児身体発育調査報告書（厚生労働省）及び平成 12 年度学校保健統計調査報告書（文部科学省）

episode

僕はこうやって背を伸ばしました

成長スパートは中1から

子どもの頃から背の順で並ぶといつも後ろの方でした。背は毎年コンスタントに伸びていて、小学校6年生で165㎝。僕の成長スパートは中学生になってからでした。3年間で20㎝ほど伸び、中学卒業時には185㎝に。その後、高校で5㎝、プロになってから3㎝伸び、今の身長の193㎝になったのは21～22歳の頃です。

僕の母は元々バレーボールをやっていて身長は172㎝あります。母の兄弟は2人とも185㎝以上で母方の家系はみんな背が高いので、遺伝もあったのだと思います。

背を伸ばすためには、適度な運動も大事だといわれていますが、僕は幼少期から水泳とサッカーをしていました。いちばん背が伸びた中学生のときは、サッカーは鹿島アントラーズのジュニアユースに所属し、学校から帰ってきたら、ほぼ毎日チームの練習へ。練習が終わるのは20時で、帰宅が22時。23～24時に寝て、翌朝は7時に起きるというハードな毎日でした。よく運動をして、朝昼晩に加えて練習前と練習後の1日5～6食で栄養をとっていたので、背の伸びが加速したのかもしれません。

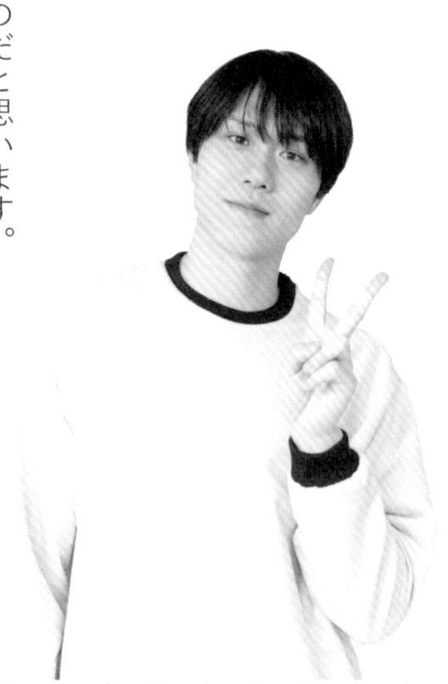

家のごはんは品数多め

母は子どもが生まれてから、健康な子に育てるために本などで栄養の勉強をしていたそうです。父が生活習慣病予備軍だったこともあり、いつも家族のために栄養バランスのよい食事を作ってくれていました。

僕の背がここまで伸びたのは、タンパク質やカルシウムといった成長期に必要な栄養を十分補えていたからだと思います。

我が家のごはんは和食が中心で、メインのおかずに加えて副菜が2〜3品と、品数が多めでした。いろいろな食材を組み合わせて栄養を効率よくとれるように工夫していたようです。たとえば、朝ごはんの定番は、ご飯、納豆、しらす入りのニラ玉、焼きのり、味噌汁、果物。しらすやじゃこといった小魚はカルシウムに加え、カルシウムの吸収力を高めるビタミンDも含まれています。納豆にはタンパク質やカルシウムが含まれていて栄養豊富。今思えば、何気なく毎日食べていたものに必要な栄養が含まれていたのです。ちなみに、牛乳はたくさん飲んでいたわけではなく、給食時とサッカーの練習後に200㎖ほど飲んでいました。

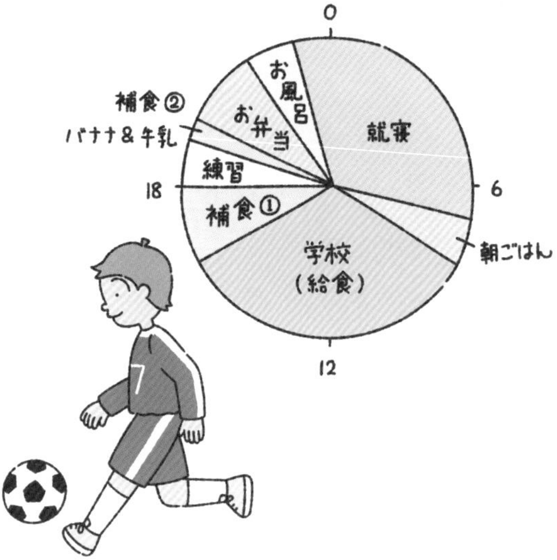

背をぐんぐん伸ばす食材

カルシウムとタンパク質に加え、体内に吸収されにくいカルシウムの吸収率を高めるビタミンDをセットでとるようにしましょう。

タラ

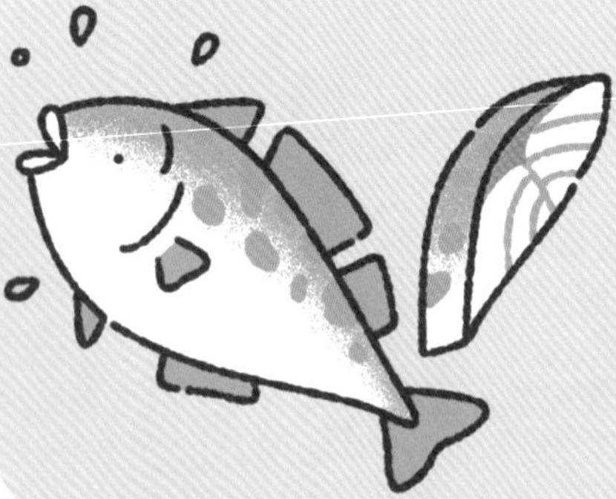

タンパク質が豊富で、脂質は少なくヘルシー。カルシウムの吸収を助けるビタミンDが含まれているので、カルシウムと一緒に摂取すると◎。油で調理するとビタミンDの吸収がよくなります。ビタミンB_{12}も含まれ、貧血予防にも効果的です。

鮭

カルシウムの吸収を促進するビタミンDが豊富で、カルシウムを含む食材と一緒に食べるのがおすすめ。鮭にはカルシウムも含まれているので効率的。良質なタンパク質や、学習能力に関わるDHA、血液をサラサラにするEPAも摂取できます。

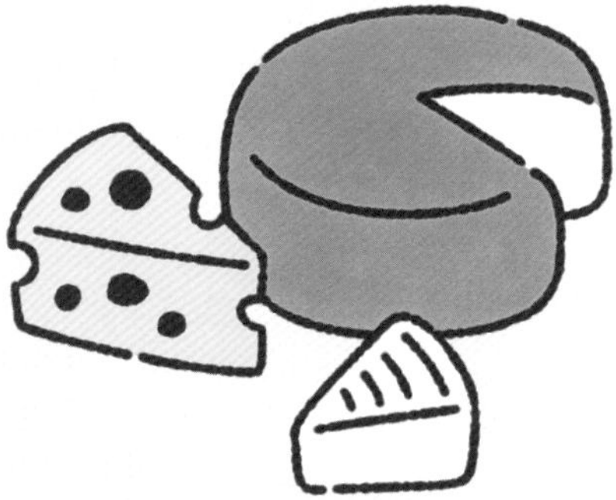

チーズ

カルシウム、タンパク質が豊富で、チーズ1切れ（20g）で牛乳1杯分（200mℓ）の栄養がとれます。ビタミンA、B_2、Eも含まれており、体の抵抗力を高め、成長や回復を助けます。過剰摂取は腸内環境が悪化するので注意しましょう。

牛乳

100gあたり約110mgのカルシウムが含まれ、ほかの食品のカルシウムより体に吸収されやすい。体に必要なアミノ酸がバランスよく含まれた良質なタンパク質や、エネルギー源となる脂質、炭水化物に加え、ビタミンA、B_2なども補給できます。

桜エビ（乾燥）

牛乳よりもカルシウムの含有量が多く、100gあたり2000mg、大さじ1程度でも100mg摂取できます。ふりかけにする、おかずにちょい足しするなど手軽に補えます。ほかにタンパク質、各種ビタミン、鉄分、葉酸など多くの栄養が詰まっています。

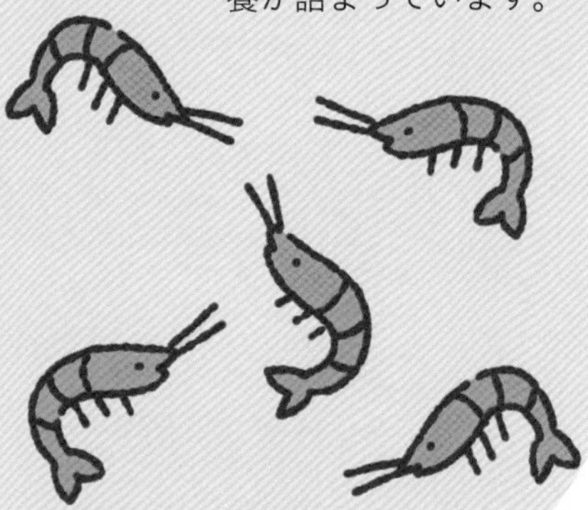

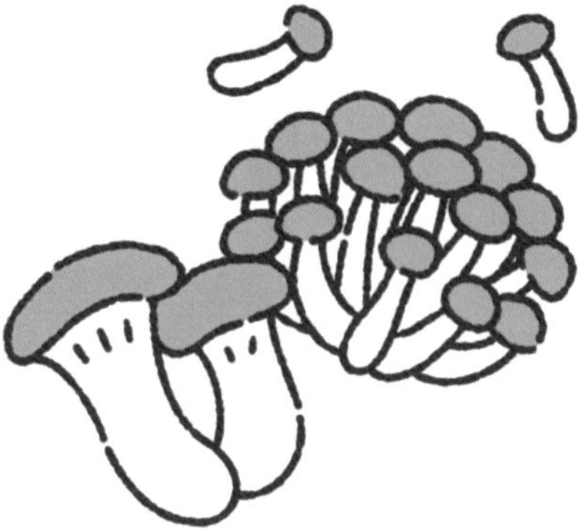

きのこ

種類により量に差はありますが、カルシウムの吸収を助けるビタミンDが含まれています。しいたけやえのきは干すとさらに含有量が増加。しめじに豊富に含まれるオルニチンは、成長ホルモンの分泌や筋力アップを促進する効果も期待できます。

納豆

5大栄養素（炭水化物、ビタミン、ミネラル、タンパク質、脂質）すべてと食物繊維を含む優秀な食材。カルシウムと、カルシウムを骨に吸着させるビタミンK、カルシウムの吸収を助けるマグネシウムが含まれているので、骨の強化に役立ちます。

しらす

カルシウムが豊富で、しらす干しは100gあたり520mgと生しらすの2倍以上の含有量。いろいろな料理に使いやすいので、手軽にカルシウム補給ができます。卵、納豆、豆腐など、タンパク質がとれる食材と相性がよく、一緒に食べるのがおすすめ。

イワシの丸干し

カルシウムと、カルシウムの吸収を助けるビタミンDが含まれ、丸干しは生のイワシよりも含有量が多いです。煮物やつみれなど骨ごと食べられる料理にすると効率よくカルシウムを摂取できます。血液をサラサラにするEPAやDHAも豊富です。

切り干し大根

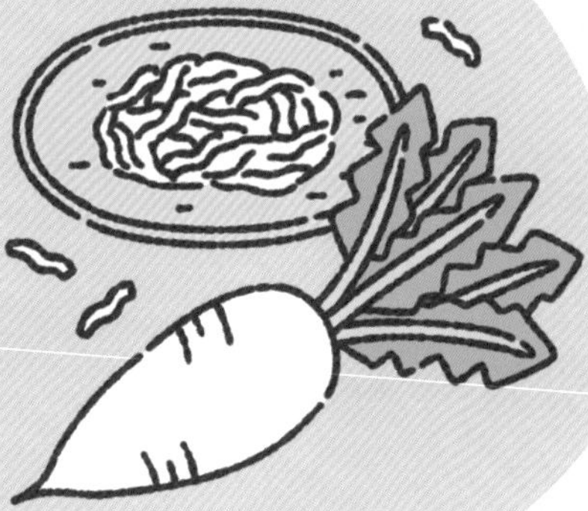

天日干しによって甘みが増し、子どもでも食べやすい。栄養価も凝縮されていて、カルシウムは100gあたり500mg摂取できます。ほかに鉄分、ビタミンB群も多く、腸内環境を整える食物繊維や、むくみを予防するカリウムも豊富です。

ヨーグルト

種類によりますが、100gあたりのカルシウム量が110～140mg、タンパク質量が約3～4gで牛乳とほぼ同等。牛乳のタンパク質のアミノ酸組成と類似しており、体の中で作ることができない必須アミノ酸がバランスよく含まれています。

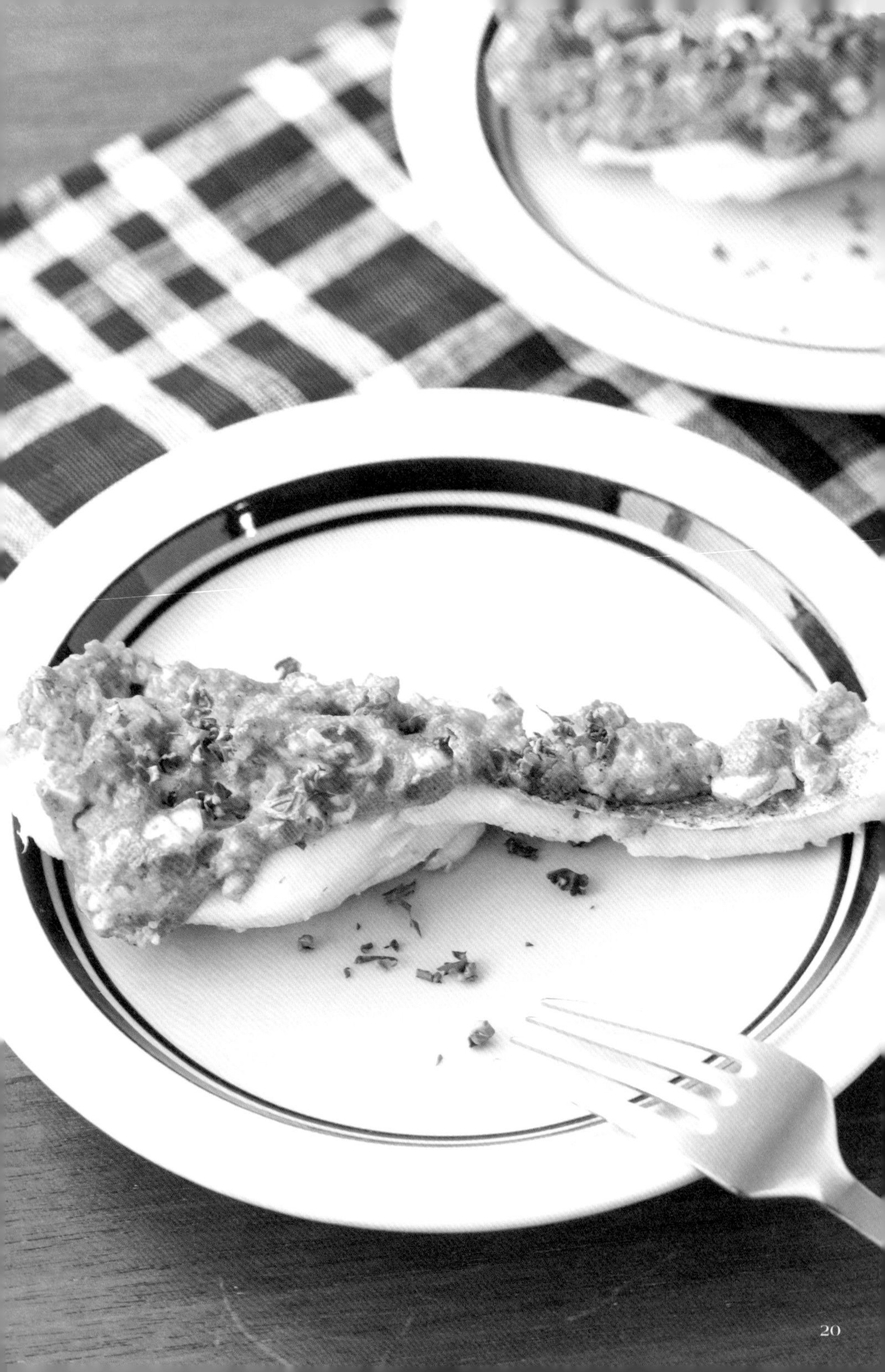

タラのカレーマヨタルタル

高タンパクで低脂質な白身魚にしっかり味を付けることで、普段魚を好まない子どもも、たくさん食べてくれるようになります。

材料（2人分）

生タラ …… 2切れ
料理酒 …… 大さじ1
塩胡椒 …… 少々
ゆで卵 …… 2個

A
- マヨネーズ …… 大さじ1.5
- カレー粉 …… 小さじ1
- 砂糖 …… 小さじ 1/2
- 塩胡椒 …… 少々

パセリ …… 少々

作り方

1 タラは料理酒を振り、10分程度おく。
2 キッチンペーパーで水分をふき取り、塩胡椒を両面にふる。
3 魚焼きグリルにアルミホイルを敷き、タラがくっつかないようにオリーブオイル（分量外）を少し垂らし、その上にタラを並べる。中火で5分焼く。
4 ゆで卵は形がわかる程度につぶし、Aと混ぜ合わせる。
5 5分経ったら、一旦グリルを開け、4をのせ、再度3分焼く。器に盛り、仕上げにパセリをふって完成。

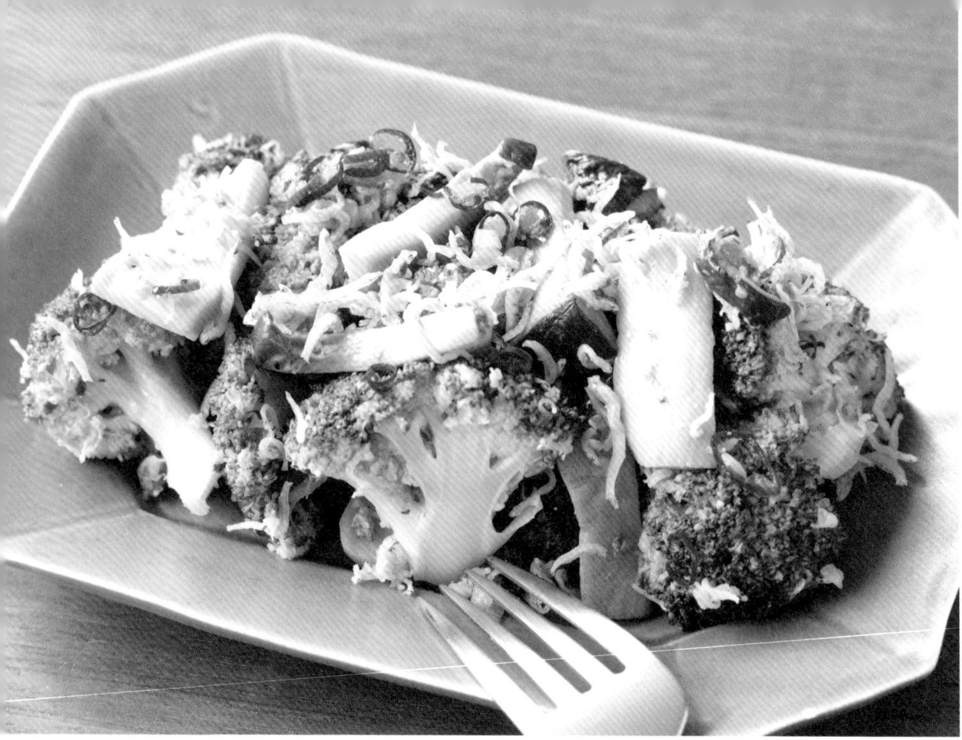

しらすときのこのペペロンチーノ

きのこには、カルシウムと相性のよい「ビタミンD」や「マグネシウム」が豊富に含まれています。カルシウムの多い食材と一緒に食べるのがおすすめです。

材料（3人分）

ブロッコリー …… 1房
エリンギ …… 2本
しらす …… 20g
にんにく …… 1かけ
輪切り唐辛子 …… 少々
塩麹 …… 大さじ1
黒コショウ …… 少々
塩 …… 少々
オリーブオイル …… 大さじ1

作り方

1 ブロッコリーは小房に分ける。エリンギは横にして半分に切り、縦にして1cm幅に切る。にんにくはみじん切りにする。ブロッコリーを耐熱容器に入れ、ふんわりとラップをし、600Wの電子レンジで3分加熱する。
2 フライパンに、オリーブオイル、にんにく、輪切り唐辛子を入れて弱火にかける。
3 香りが立ったらブロッコリーを入れる。しんなりしたら、エリンギとしらす、塩麹を加え、塩と黒コショウで味を整えながら炒めたら完成。

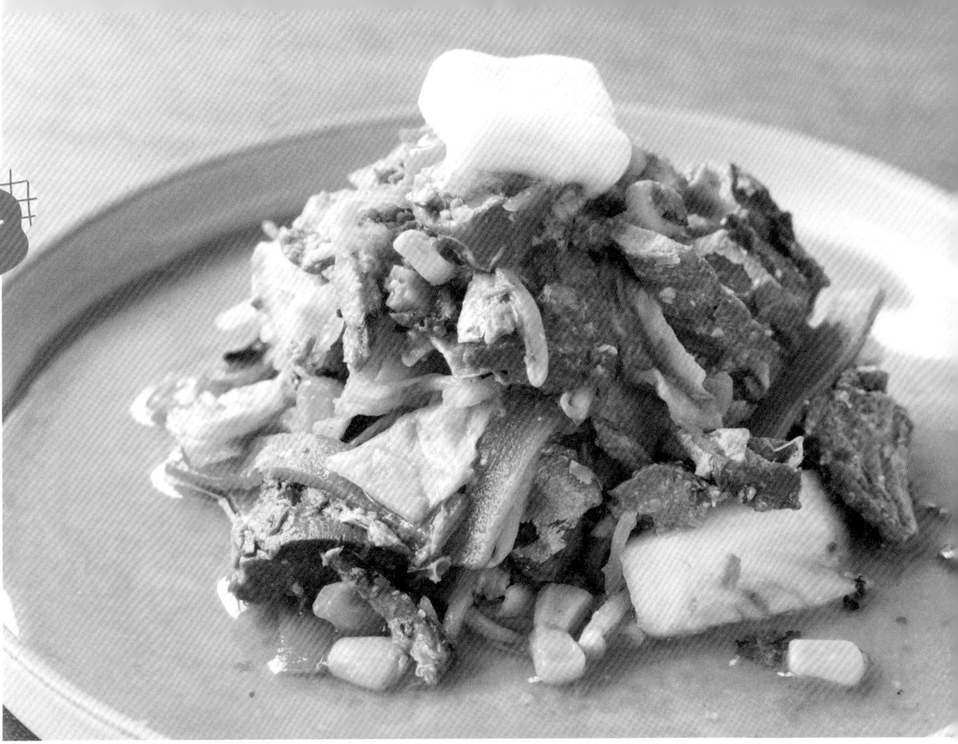

サバ味噌ちゃんちゃん焼き

**サバのカルシウムをもっともっと効果的に摂取するために、
「ビタミンC」が多く含まれる野菜（キャベツなど）を一緒に食べましょう。**

材料（2人分）

サバ味噌缶 …… 1缶
カット野菜 …… 200g（キャベツ、にんじん、チンゲン菜など）
コーン缶 …… 30g
有塩バター …… 10g
A｜みりん、味噌、料理酒 …… 各大さじ1
　｜砂糖 …… 小さじ1

作り方

1 耐熱容器にカット野菜➡サバ味噌缶➡コーンの順にのせ、混ぜ合わせた Aを回しかける。ふんわりとラップをし、600Wの電子レンジで5分加熱する。
2 器に盛り、バターを上にのせて完成。

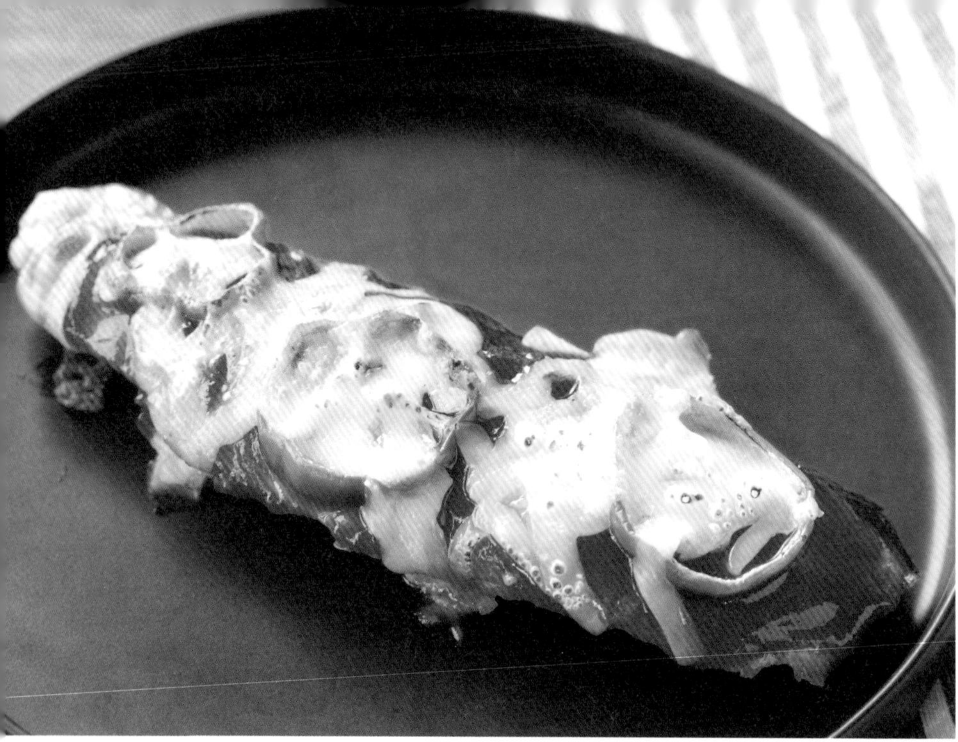

鮭のピザチーズ焼き

鮭にもチーズにもカルシウムが豊富に含まれています。
ただ、チーズは塩分も多いので、食べ過ぎに注意しましょう。

材料（2人分）

生鮭 …… 2切れ
塩胡椒 …… 少々
ピーマン …… 1個
チーズ …… 20g

A
ケチャップ …… 大さじ4
はちみつ、ウスターソース …… 各大さじ1
にんにくチューブ …… 小さじ1

作り方

1 鮭はキッチンペーパーで水分を取り、塩胡椒を両面にふる。ピーマンは種とワタを取り、輪切りにする。Aは全て混ぜ合わせておく。
2 魚焼きグリルにアルミホイルを敷き、鮭がくっつかないようにオリーブオイル（分量外）を少し垂らし、その上に鮭を並べる。中火で5分焼く。
3 一旦グリルを開け、鮭の上にA、その上にピーマンをおき、チーズをのせる。中火で3分焼き、完成。

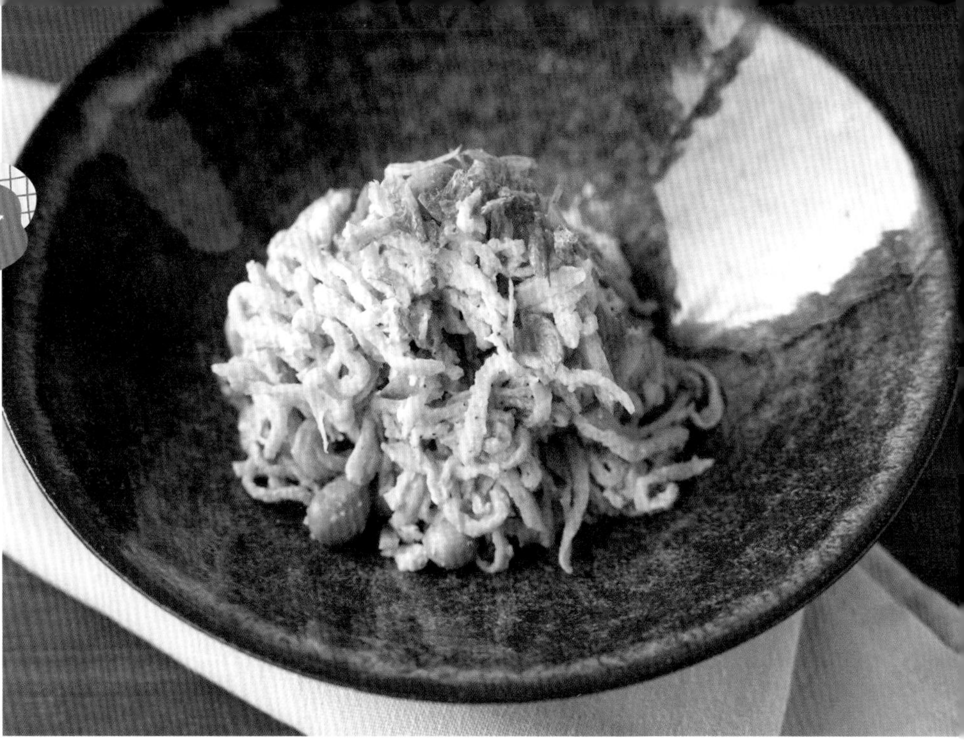

切り干し大根と桜エビの豆サラダ

切り干し大根は生の大根よりもカルシウムが凝縮されている優秀食材です。
マグネシウムを含む豆は、カルシウムとの相性抜群！ ぜひ一緒に取り入れてみてください。

材料（3人分）

切り干し大根(乾燥) …… 20g
大豆水煮 …… 30g
桜エビ(乾燥) …… 3g
きゅうり …… 1/2本

A
マヨネーズ …… 大さじ1.5
すりごま …… 大さじ1
醤油 …… 小さじ1

作り方

1 切り干し大根を水で戻す。きゅうりは千切りにする。
2 水気を絞った切り干し大根、きゅうり、桜エビ、大豆水煮をボウルに入れ、**A**を加えて、よく和えたら完成。

Yuto's ADVICE of Part 1

背=骨を育む栄養素を!

背が伸びやすい思春期は特に、成長ホルモンの分泌を促進させるタンパク質と、骨の材料となるカルシウムをしっかり摂取して。カルシウムは吸収率を高めるビタミンDを一緒にとることを忘れずに!

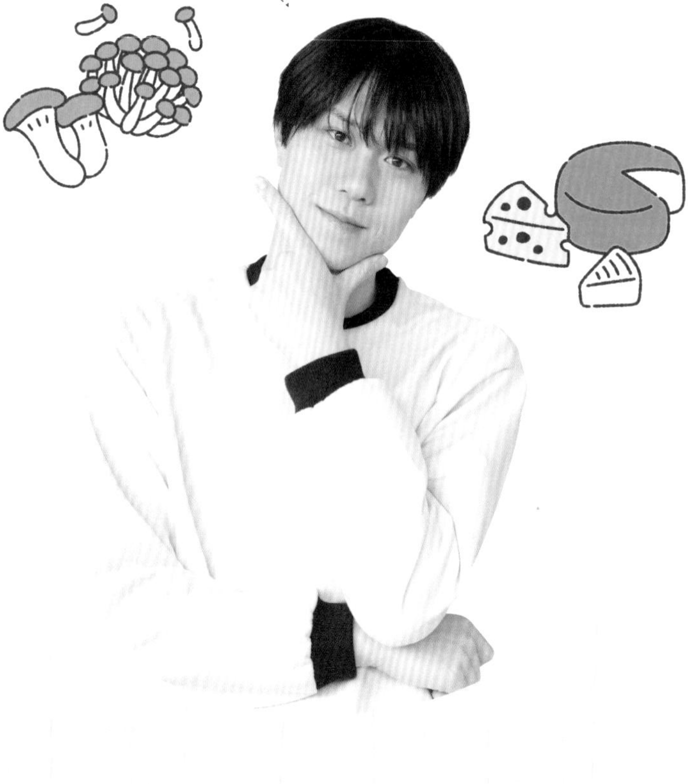

part
2

体力をつけ、風邪を引かない体をつくる

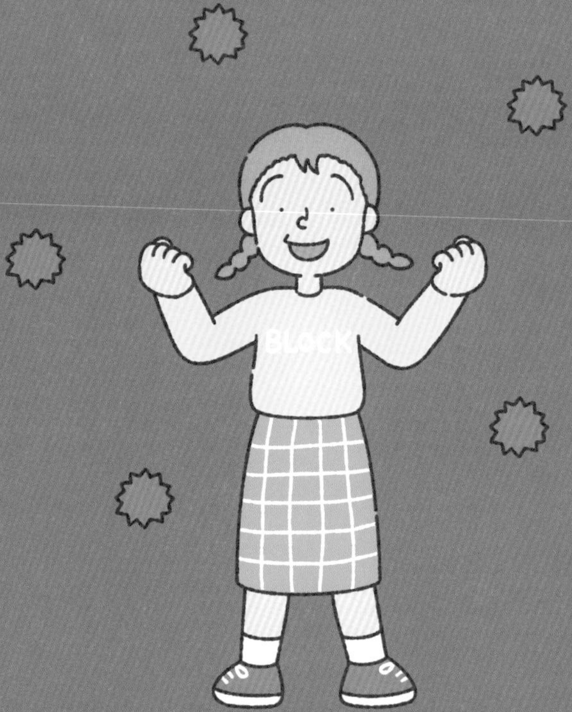

learning

知らないとソン！な5大栄養素

栄養不足は体力の低下に

「体力」は、病気に対する抵抗力をつけて健康に生活するための体力と、持久力や瞬発力、筋力などを含む運動するための体力の2つに大きく分けられます。男女ともに6歳頃から体力の向上がはじまり、男性は17歳、女性は14歳頃にピークを迎え、20歳を過ぎるとゆるやかに衰えていきます。体力が低下するのは、加齢や運動不足のほか、栄養不足も原因の1つです。体力が向上しはじめる子どもの頃から、栄養バランスのとれた食事を習慣づけておくことで、風邪を引きにくい丈夫な体や、スタミナの維持につながっていきます。

知っておきたい5大栄養素

「栄養バランスのよい食事」とは何か。まず私たちが生きていくうえで欠かせない〝5大栄養素〟を知っておくとよいでしょう。

5大栄養素とは、炭水化物、ビタミン、ミネラル、タンパク質、脂質の5つの栄養素のこと。炭水化物は糖質と食物繊維に分類され、糖質は脳や体のエネルギー源となり、食物繊維は整腸作用があり、便秘や肥満を予防します。ビタミンやミネラルは、体の機能の維持などさまざまなサポートをし、タンパク質は筋肉や皮膚などを作ります。脂質はとりすぎるとよくないですが、炭水化物と同様エネルギー源になり、細胞膜を構成する重要な成分。この5大栄養素をまんべんなくとれるのが理想の食事です。

体を守るビタミンエース

人は疲労やストレス、睡眠不足などで生活習慣が乱れると、体の中に活性酸素が増えていき、さまざまな病気のリスクが高まります。ビタミンエース（ACE）と呼ばれる、ビタミンA（β《ベータ》-カロテン）、ビタミンC、ビタミンEは、体の中に溜まった活性酸素を掃除する抗酸化作用があり、ウイルスや細菌の侵入を防ぎ、体を守ってくれます。

ビタミンAはにんじん、かぼちゃ、ほうれん草といった緑黄色野菜などに、ビタミンCはトマト、ブロッコリー、じゃがいも、イチゴやキウイなどに、ビタミンEはナッツ類、鮭やサバなどの魚に含まれます。1つだけより複数の食材を組み合わせることで、よりパワーが増します。元気な体をつくるためには、日頃からビタミンエース（ACE）をとるとよいでしょう。

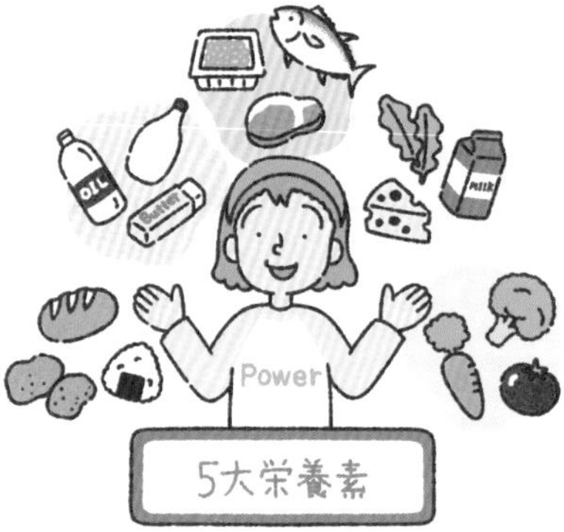

episode

Jリーガー時代の体調管理法

体を温めて免疫力を上げる

僕は子どもの頃から風邪をあまり引かないタイプで、学校を休んだ記憶もほとんどありません。自分で料理をするようになってからは、ビタミンエース（P29）は意識し、日々の食事で緑黄色野菜をたくさん食べるようにしています。

また、免疫力を上げるために、体温を下げないことも大切です。タンパク質を多めにとる、にんにくやしょうがなどの薬味をよく食べる、野菜は煮込みにするなど、体を温める工夫をしています。野菜は生で食べると体を冷やしやすく、火を通した方がカサも減ってたくさん食べられます。

免疫力が落ちてきたなと感じたら、消化によいものを食べるようにしています。食物繊維が多いと消化に時間がかかるので、胃にやさしい食材を使います。よく作るのは具だくさんのスープ。しんどいときでも手軽に作れるし、水に溶けて流出した栄養も汁ものなら逃さずにとることができます。

彩りもバランスよく

栄養の勉強をはじめる前は、ファストフードよりは定食にしようといった感じで、な

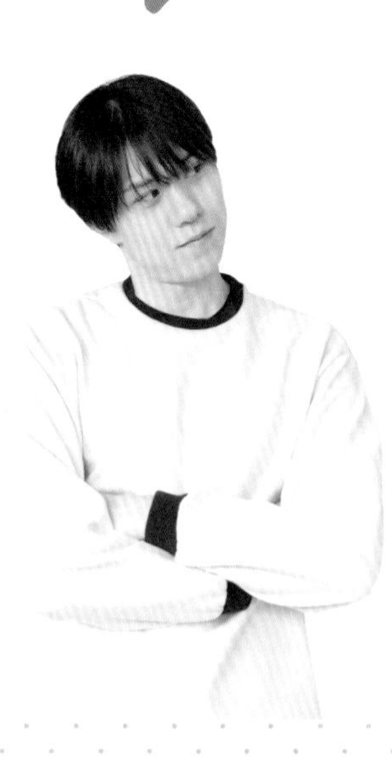

んとなく体によさそうなものを選んでいました。栄養をきちんと意識して自炊をするようになってからは、コンディションがよくなるのを感じました。僕が作る家のごはんは、母のごはんのように品数が多めの献立で、5大栄養素（P28）がバランスよくとれることを意識しています。

　献立を栄養素から考えるのが難しい場合は、見た目から入るのも手だと思います。白、黒、赤、黄、緑の「5色」を意識すると、自然と栄養バランスが整うという考え方があります。見た目が華やかだと気分も上がりますし、僕も毎日飽きが来ないように、彩りのよさは大事にしています。

　僕はグルテンフリーを取り入れていて小麦製品は摂取せず、小麦粉は片栗粉や米粉に置き換えています。サッカー選手時代、テニスのジョコビッチ選手がグルテンフリーの食生活に切り替えた記事を見て実践したところ、体が軽くなったので自分に合っていたようです。グルテンはアレルギーだけでなく体質に合わない方もいます。体が重いなどの慢性的な不調や、腸内環境が乱れて体調やメンタルの変化を引き起こすこともあるので、気になる方は試してみるのもいいと思います。

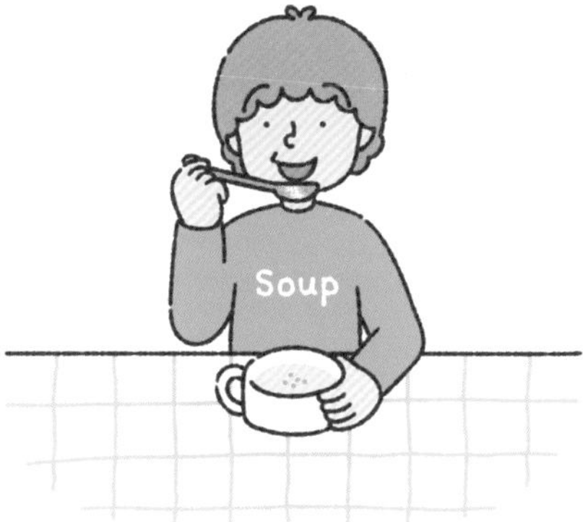

体力をつけ、風邪を引かない体をつくる食材

ビタミンエース（ACE）をはじめ、ビタミンB群や亜鉛など、免疫力を高めて体を守る働きがある食材を選びましょう。

ミニトマト

トマトよりもミニトマトの方が栄養の含有量が多い。免疫力を上げて抵抗力を高めるβ-カロテンやビタミンCが豊富。リコピンと呼ばれる抗酸化物質が含まれ、悪玉コレステロールの酸化を防ぎ、病気のリスクを減らします。食物繊維もたっぷり。

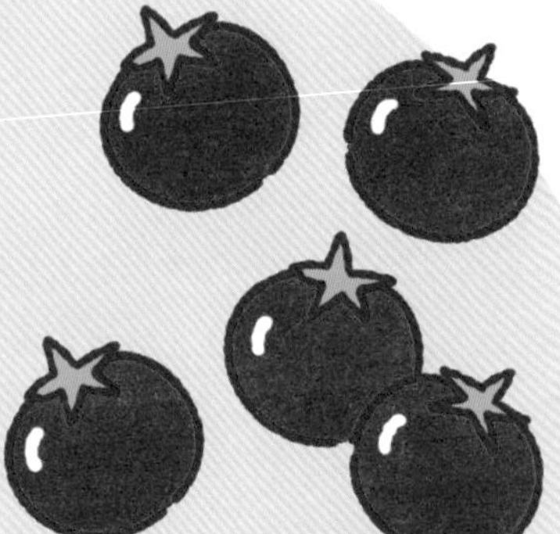

小松菜

疲労回復や免疫力を高めるβ-カロテン、ビタミンCが豊富。鉄分やカルシウムも多く、カルシウムを骨に沈着させるサポートをするビタミンKも含まれているので骨の強化にも◎。ビタミンCは水に溶けやすいため、炒める場合は下ゆで不要。ゆで時間は短くして。

キャベツ

体を不調から守るビタミンC、胃の健康を守るキャベジン（ビタミンU）が豊富。これらは熱に弱く、水に溶けやすい性質があるので、生で食べるか、スープにすると栄養を逃さず摂取できます。揚げ物に添えると胃もたれ防止に。

ニラ

ビタミンエース（ACE）すべてを含み、抗酸化作用で体を守り、免疫機能を維持します。ニラ特有の香り成分・アリシンが、ビタミンB_1の吸収率を高めるので、ビタミンB群が多い豚肉と一緒に食べると効率的。むくみを防ぐカリウムも豊富。

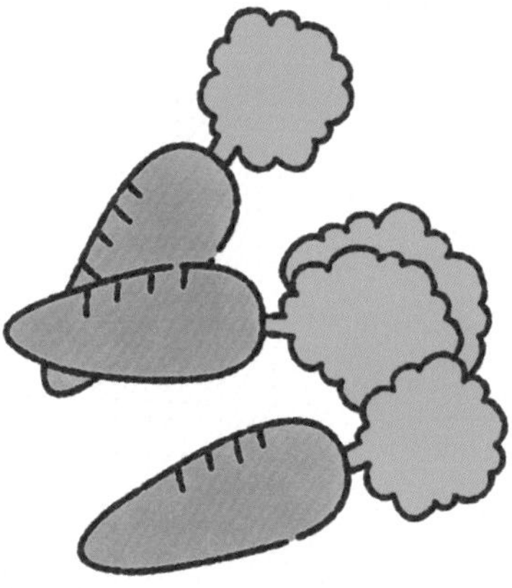

にんじん

免疫力を上げるβ-カロテンが豊富で、ウイルスの侵入を防ぐ働きをするビタミンCも含まれているので風邪予防におすすめの野菜です。また、赤血球の働きをサポートする葉酸や、腸内を整える食物繊維も含み、貧血の予防や便秘解消にも役立ちます。

長いも

ムチンというぬめり成分で胃腸を守り、ジアスターゼという消化酵素が消化を助けます。疲労回復に役立つビタミンB_1、整腸作用のある食物繊維も豊富です。熱で損失する栄養素もあるので、生ですりおろして食べると、より効率よく摂取できます。

アボカド

スーパーフードと呼ばれるほど栄養の宝庫。抗酸化作用のあるビタミンEや、疲労回復によいビタミンB群が含まれているため、免疫力アップにも効果的。また、水溶性と不溶性の食物繊維がバランスよくとれるので腸内環境を整えるのにも◎。

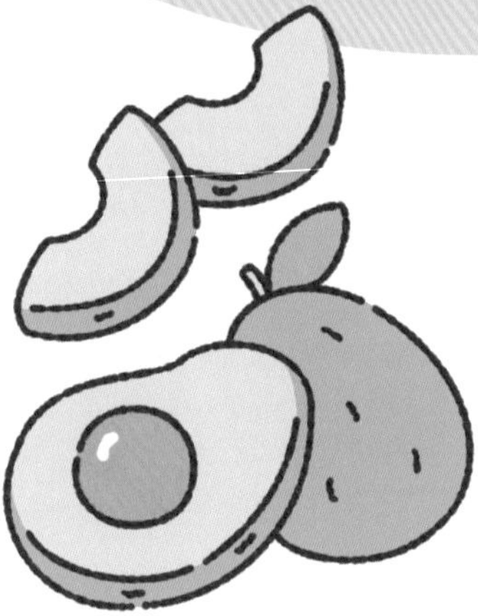

玉ねぎ

硫化アリルという玉ねぎ特有の辛み成分には血液をサラサラにする働きや抗菌作用があり、免疫力アップに役立ちます。さらに豚肉などビタミンB_1を含む食材と合わせると疲労回復効果も。腸内環境を整えるオリゴ糖や食物繊維もとれます。

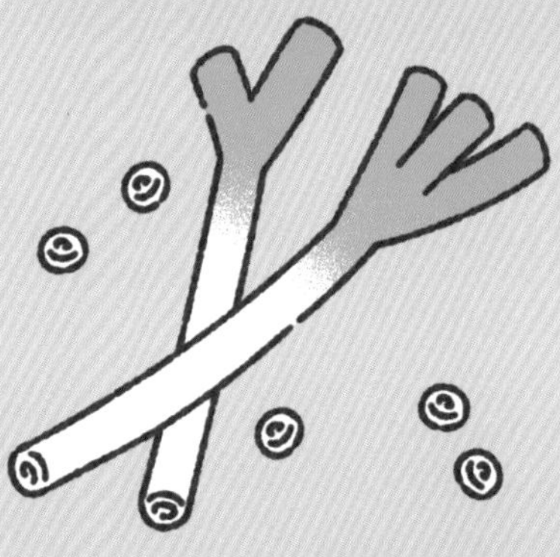

長ネギ

緑の部分と白い部分で栄養が異なります。緑の部分に多いのは、免疫力を高めるβ-カロテンやビタミンC。白い部分に多いのは血液をサラサラにして殺菌・抗酸化作用がある硫化アリル。豚肉などビタミンB_1を含む食材と食べると疲労回復効果も。

しいたけ

しいたけに含まれるレンチナン（β-グルカンの一種）は、免疫作用を高めるといわれています。カルシウムの吸収を助けるビタミンDや、腸内環境を整える食物繊維も豊富。生しいたけより干ししいたけの方が栄養の含有量が多いです。

枝豆

枝豆は未成熟の状態で収穫された大豆のこと。大豆と同様、良質なタンパク質がたっぷり。疲労回復によいビタミンB_1やB_2、免疫力アップに効果的なビタミンCも含まれます。豆を覆う薄皮には食物繊維が多いのでむかずに食べるのがおすすめ。

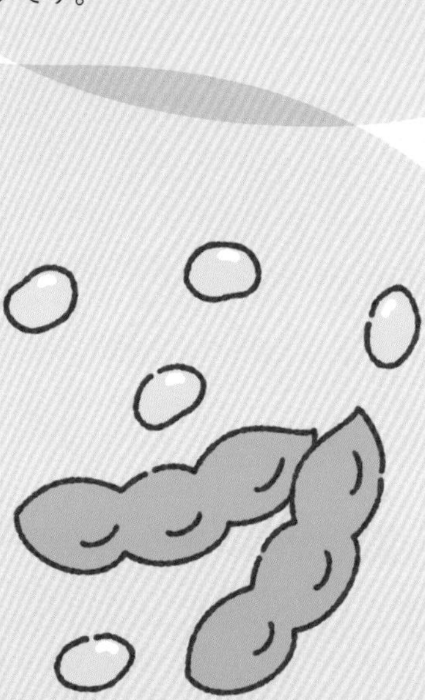

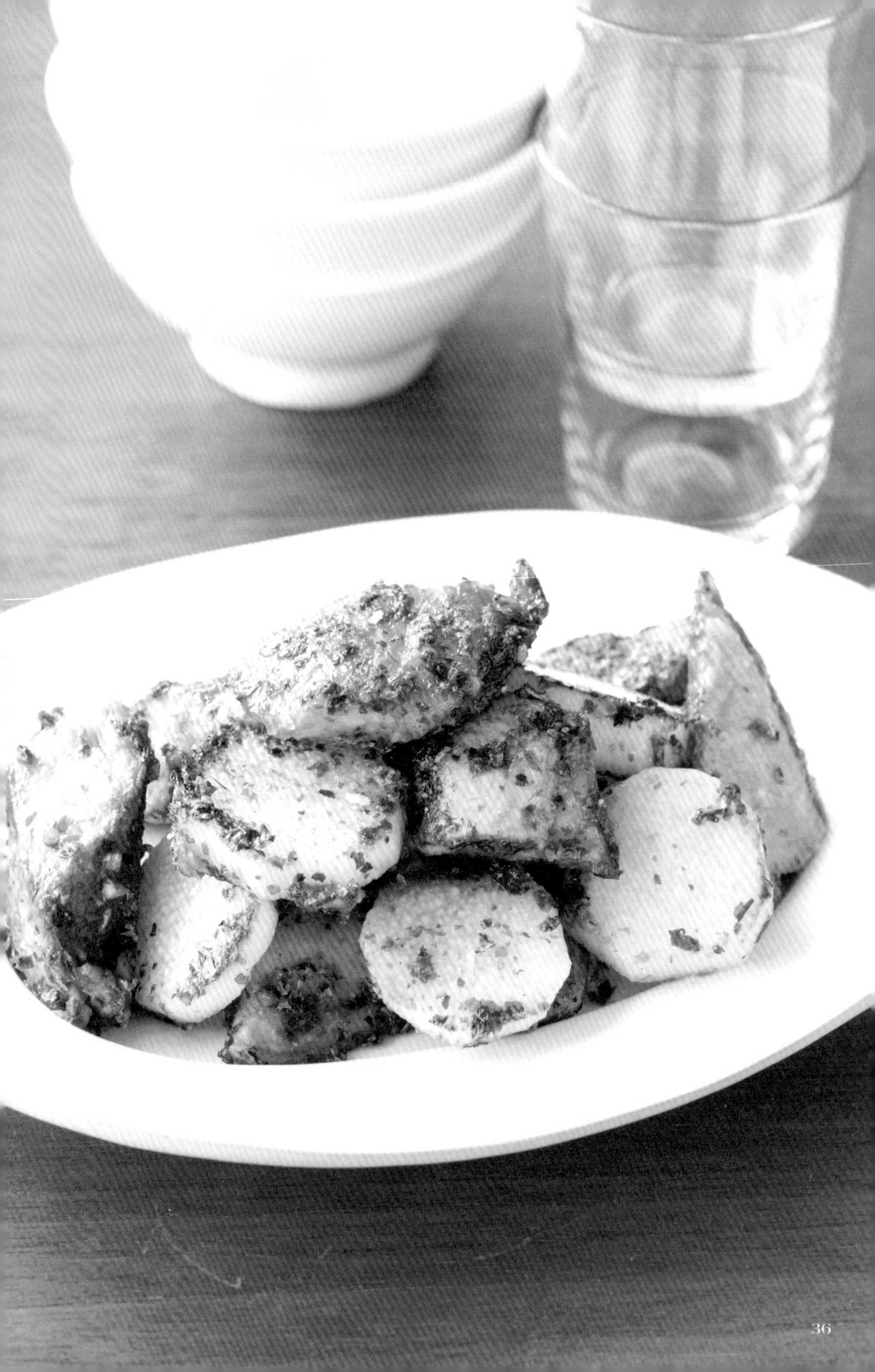

鮭と長いもの青のりバター

長いもの「ねばねば成分」には、胃の粘膜を保護する働きがあります。
また、消化酵素を含んでいるので、消化吸収を促す働きも。
ミネラル豊富な青のりと一緒に食べましょう。

材料（2人分）

生鮭 …… 2切れ
料理酒 …… 大さじ1
塩胡椒 …… 少々
長いも …… 100g
片栗粉 …… 小さじ2
オリーブオイル …… 大さじ1
有塩バター …… 10g
白だし …… 大さじ1
青のり …… 適量

作り方

1 鮭に料理酒を振り、10分程度おき、キッチンペーパーで水分をふき取る。その後、食べやすい大きさに切り、ポリ袋に鮭、塩胡椒、片栗粉を入れ、全体にまぶす。
2 長いもを1～2cm幅の輪切りにする。
3 フライパンにオリーブオイルを入れ、中火で熱する。フライパンの半分で長いもを、もう半分で鮭を焼く。ある程度火が通ったら、バターと白だしを加え、炒め合わせる。青のりを加え、混ぜたら完成。

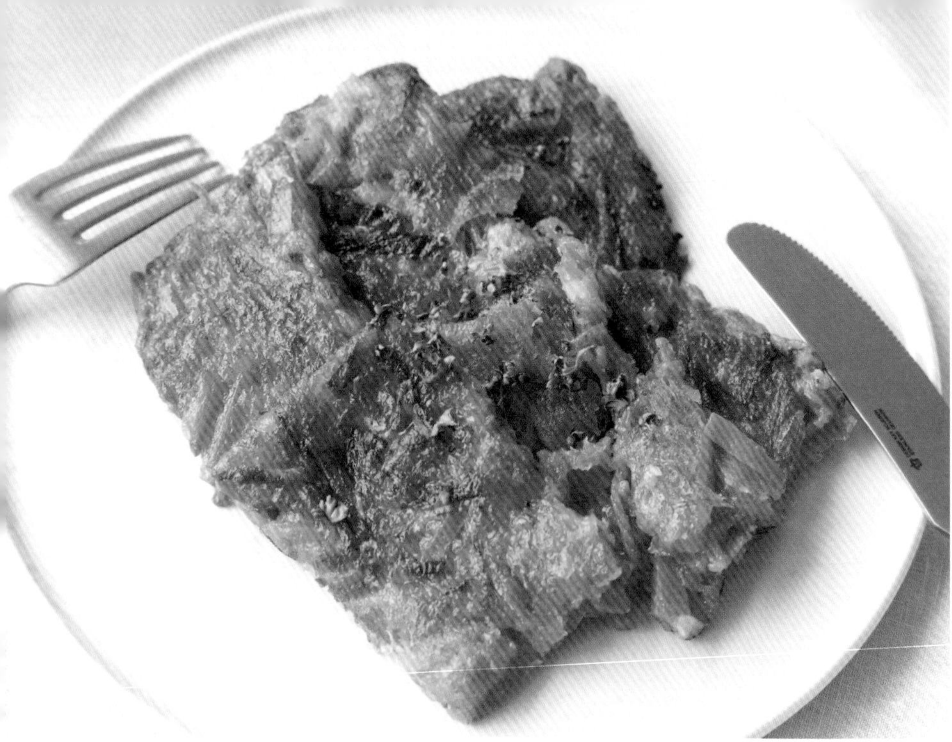

にんじんとチーズのガレット

免疫力が低下しているときは「抗酸化作用」「ビタミンA」が豊富なにんじんを食べるとGOOD! チーズも入れて、カルシウムも一緒に取り入れましょう。

材料(2人分)

にんじん …… 1本
ツナ缶(水煮) …… 1缶(汁気は切らない)
とろけるチーズ …… 20g
片栗粉 …… 大さじ3
コンソメ …… 小さじ1
塩胡椒 …… 少々
オリーブオイル …… 大さじ1
パセリ …… 少々

作り方

1 にんじんを千切りにする。
2 ボウルに1とオリーブオイルとパセリ以外の材料を全て入れ、よく混ぜ合わせる。
3 フライパンにオリーブオイルを入れ中火で熱し、2を流し入れる。厚さが均等になるように円形に形を作り、片面を焼き色がつくまで焼く。裏返し、蓋をして弱火で5分程度蒸し焼きにする。
4 食べやすい大きさに切って器に盛り、パセリをふったら完成。

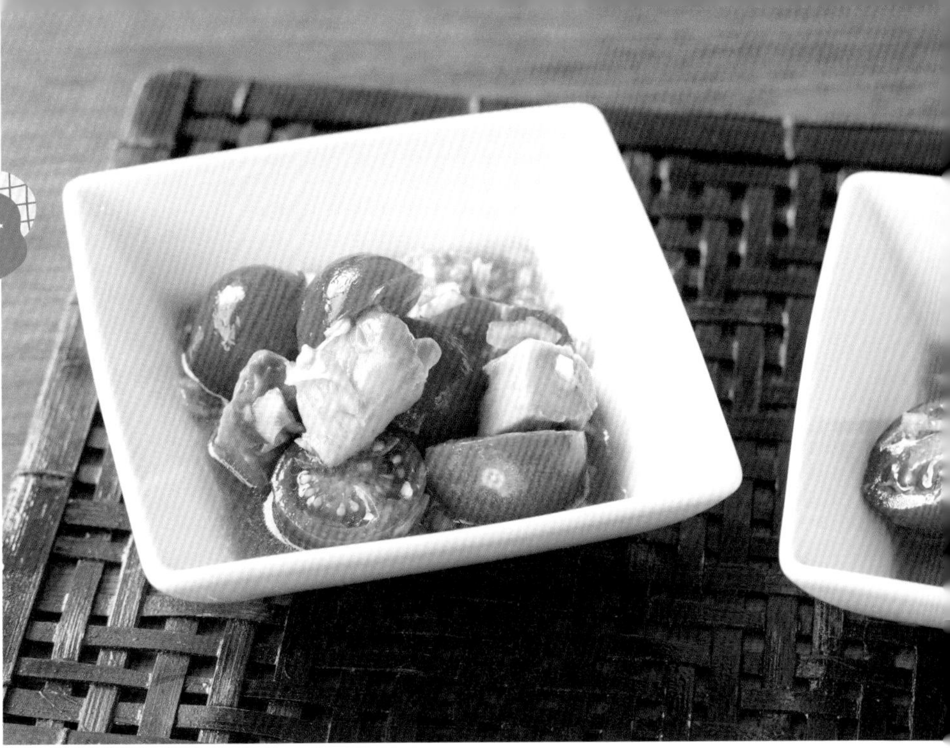

トマトとアボカドの中華ダレ

トマトとアボカドは理想的な食べ合わせ！　トマトに含まれているリコピンは、油と一緒にとると吸収率が高まります。長ネギも入れて免疫力アップを。

材料（2人分）

ミニトマト …… 10個
アボカド …… 1/2個
長ネギ …… 1/3本
A 酢 …… 大さじ1.5
　 醤油、砂糖、ごま油 …… 各大さじ1
白いりごま …… 適量

作り方

1 長ネギをみじん切りにする。ミニトマトは半分に切り、アボカドは種を取り、2cm角に切る。
2 1と**A**をよく混ぜ合わせ、白いりごまをふったら完成。

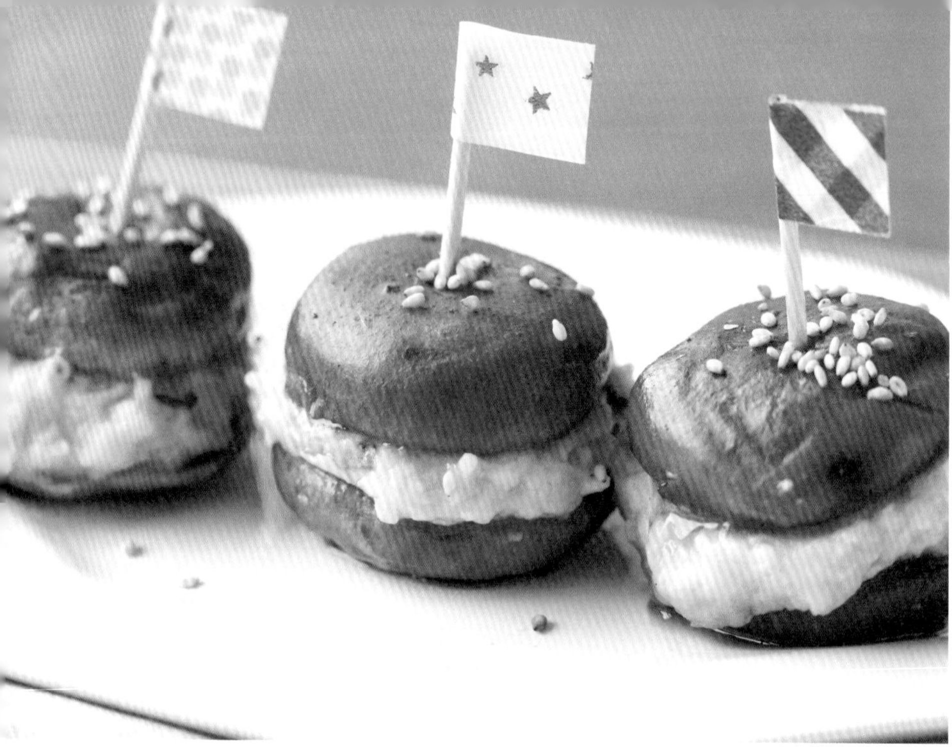

しいたけバーガー

しいたけをバンズのように使うことで、ハンバーガーのような見た目に。子どもたちが楽しく食べられるように、かわいいピックなども使って工夫してみましょう!

材料（しいたけバーガー6個分）

しいたけ …… 12個
紫蘇 …… 6枚
ニラ …… 1/3束
鶏ひき肉 …… 200g
千切りキャベツ …… 50g
鶏がらスープの素 …… 大さじ1
塩胡椒 …… 少々
料理酒 …… 大さじ1
片栗粉 …… 大さじ3
A 醤油、料理酒、みりん …… 各大さじ1
A 砂糖 …… 大さじ1/2
白いりごま …… 少々
ごま油 …… 大さじ1

作り方

1 しいたけの石づきを切り、軸をみじん切りにする。ニラは1cm長さに切る。紫蘇は細かくなるように手でちぎる。ボウルにひき肉、キャベツ、しいたけの軸、ニラ、鶏がらスープの素、片栗粉、塩胡椒、紫蘇を入れ、よくこねる。しいたけの傘でハンバーガーのようにあんを挟み、つまようじを刺す。
2 フライパンにごま油を入れ、中火で熱し、1を入れ、焼く。片面に火が通ったら、料理酒を入れ、蓋をし、4分間蒸し焼きにする。
3 蓋をあけ、Aを入れ、全体的に絡める。器に盛り、フライパンに残ったタレをかける。しいたけの上に白いりごまをふったら完成。

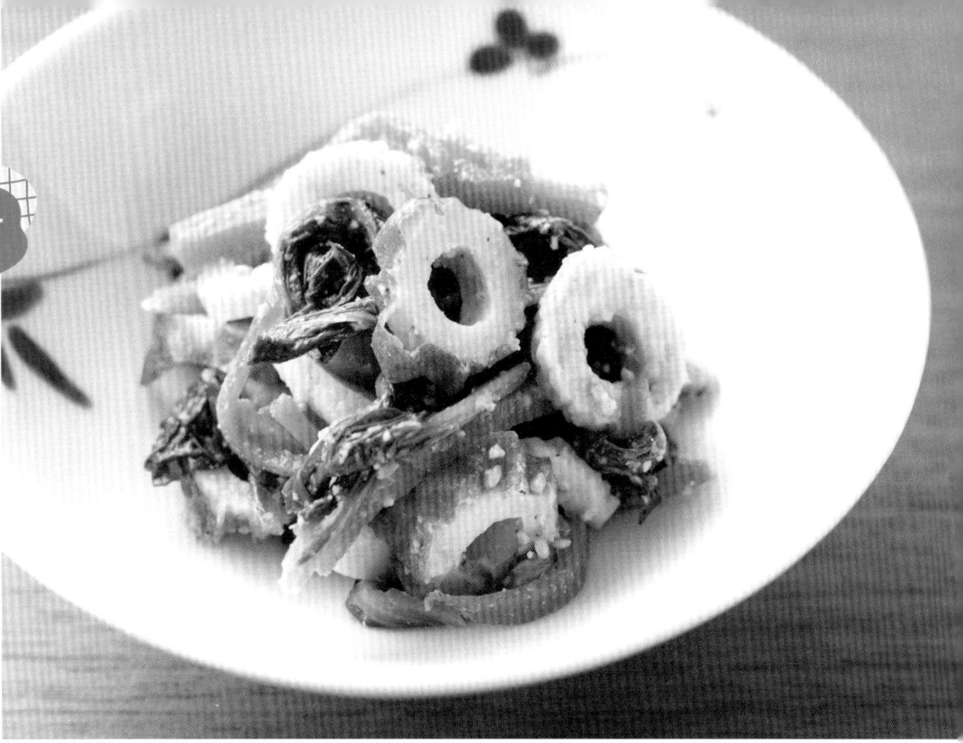

小松菜とちくわのごま和え

ミネラル豊富な小松菜とタンパク質豊富なちくわを和えれば、
免疫力アップに必要な栄養は十分。ごまは、すった方が栄養の吸収率が上がります。

材料（2人分）

小松菜 …… 1束
にんじん …… 1/3本
ちくわ …… 2本

A
白すりごま …… 大さじ1
醤油 …… 小さじ2
砂糖 …… 小さじ1

作り方

1 小松菜をラップに包み、600Wの電子レンジで2分加熱する。にんじんは千切りにし、耐熱容器に入れてふんわりとラップをし、600Wで2分加熱する。ちくわは1cm幅の輪切りにする。

2 小松菜は粗熱がとれたら水気を絞り、3cm長さに切る。小松菜、にんじん、ちくわと**A**をよく混ぜ合わせたら完成。

Yuto's ADVICE of Part 2

緑黄色野菜で免疫力アップ

体力をつけるには、5大栄養素（P28）をバランスよくとることが大事です。特にビタミンエース（ACE）が含まれる緑黄色野菜を食べることを意識していると、免疫力を高めることができますよ。

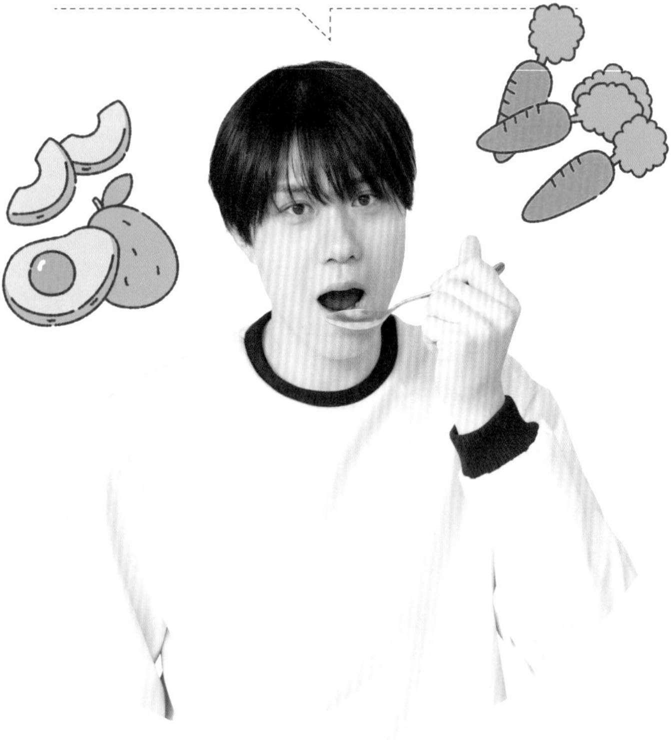

part
3
骨を強化し、絶対にケガをしない体をつくる

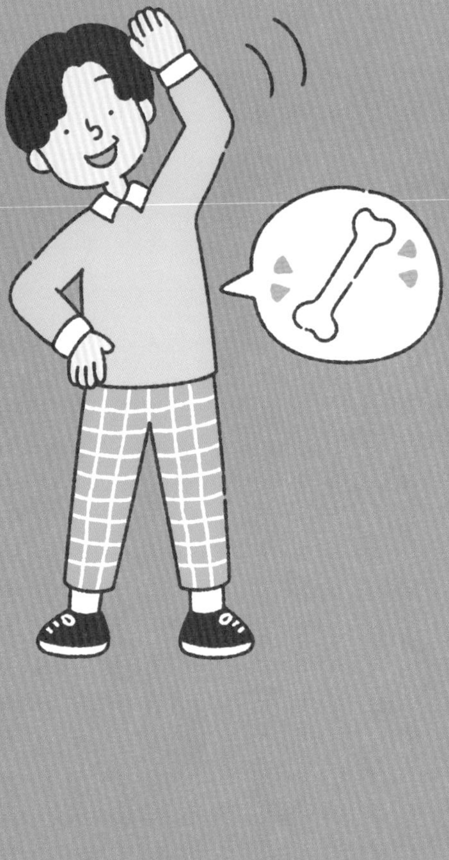

learning

骨を強くしたいなら、20歳までに！

成長期に骨密度を上げる

骨を強くするためには、骨密度を高めることが大切です。骨密度とは、骨にどれくらいカルシウムが詰まっているのかを算出した骨の強さの指標です。骨密度は成長期の間に増え、男女ともに20歳前後でピークに達します。一生の中で最も高い骨密度をピークボーンマス（最大骨量）といい、40歳頃までは最大骨量を維持しますが、45歳頃からは加齢とともに低下していきます。

女性ホルモンの一種であるエストロゲンは、骨からカルシウムが溶け出すのを抑制する働きがあります。したがって女性は閉経を迎えて女性ホルモンの分泌が低下すると、急激に骨密度が減少しやすくなります。骨密度が低くなると骨粗しょう症を引き起こし、骨がスカスカになってもろくなり、骨折しやすい状態になってしまいます。

一度、低下した骨密度を回復させるのは困難です。ピークを迎える20歳頃までにできるだけ骨密度を上げておき、丈夫な骨の基盤を作っておくことが重要です。

骨は細胞内で、劣化した骨を壊し、新しい骨を作っています。骨折しても時間が経つと治るのは、骨が毎日少しずつ新しく生まれ変わっているからです。この新陳代謝は骨にある程度の負荷をかけると促進されるので、毎日の運動も大切です。

カルシウムと鉄分が大切

強い骨を作るために必要なのは、骨の材料となるカルシウムです。カルシウム不足は骨の健康に影響を与え、若い世代でも骨粗しょう症のリスクが高まります。骨密度を上げるため、特に成長期は牛乳や乳製品、小魚などでカルシウムをしっかりとること。

カルシウムと一緒にとりたいのが、ビタミンDとビタミンKです。ビタミンDはイワシや鮭、干ししいたけなどに含まれ、カルシウムの吸収をサポートします。ビタミンKは納豆やブロッコリー、ほうれん草などに含まれ、カルシウムの骨への沈着を促進して流出を防ぎます。

骨は鉄筋コンクリートの構造に似ていて、カルシウムがコンクリートの役目なら、鉄筋となるのはコラーゲンです。コラーゲンを作る栄養素は鉄なので、カルシウムに加え、鉄分も不足しないようにしましょう。

骨量の変化

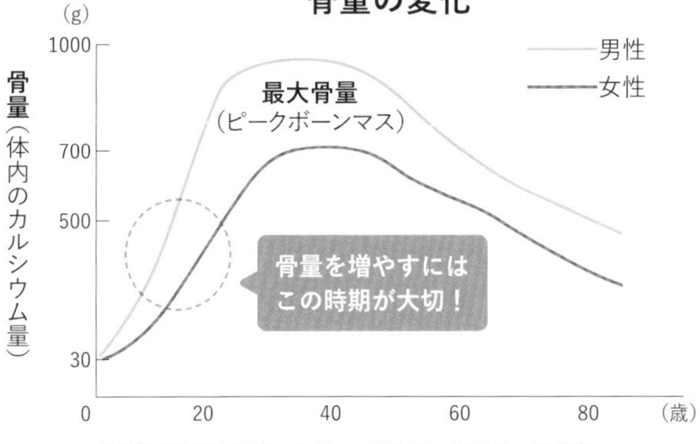

東京都多摩老人医療センター　林泰史　原図を一部改変

episode

ケガ知らずの体をつくったのは、母のごはん

魚を頻繁に食べていた

サッカー選手時代、練習試合で肋骨を折ったことがありますが、大きなケガはその一度だけ。ケガをしにくい体になったのは、成長期にカルシウムや鉄分をしっかりとれていたおかげだと思います。

母はから揚げやハンバーグといった子どもが好きなおかずも作ってくれましたが、我が家の食卓には、サバの味噌煮、イワシの煮付けやつみれ汁、魚のあら汁などの魚料理がよく並んでいました。魚にはタンパク質やカルシウムのほか、脳や視力の発達に関わるＤＨＡ、免疫力を高めるビタミンＤなど、成長期の子どもに必要な栄養がまるっと含まれているので、理にかなっていました。肉に比べると魚をあまり食べない子も多いようですが、僕は普段から食べ慣れていたので、抵抗がありませんでした。

ほかには納豆が好物で、朝ごはんには毎日食べ、餃子の皮で包んで揚げた納豆揚げ餃子もお気に入りでした。子どもの頃はトマトときゅうりが苦手でしたが、母は無理に食べさせようとはせず、ほかの食材で栄養を補えばいいという考えでした。大人になると味覚が変わり、僕も今は自然と食べ

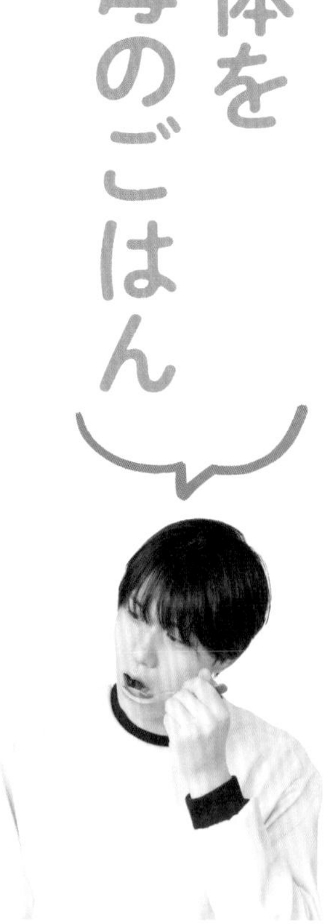

られるようになったので、好き嫌いには神経質にならなくても大丈夫だと思います。

知識と考える力をつける

母は栄養の知識があったので、カルシウム＋ビタミンD、鉄分＋ビタミンCなど一緒にとると栄養の吸収率が上がる組み合わせを知っていました。焼き魚には大根を合わせる、コーヒーやお茶に含まれるタンニンは鉄の吸収を妨げるから食事中には与えないなど、自分の中で方程式があり、家のごはんに自然と組み込まれていたようです。

世の中には、これは体にいい、これは体に悪いという情報があふれています。便利なものや体によいものでも、別の見方をするとよくない面があり、一概にこうすればよいと断定できません。たとえば、加工肉や加工食品は便利でおいしいですが、カルシウムの吸収を阻害するリン酸が含まれ、骨がもろくなる可能性があるので、僕は食べないようにしています。

簡単に情報を信じてとびつくと、子どもの体に影響を与えてしまいます。親が自分自身で考える力をつけ、取捨選択できるようになることが大切です。

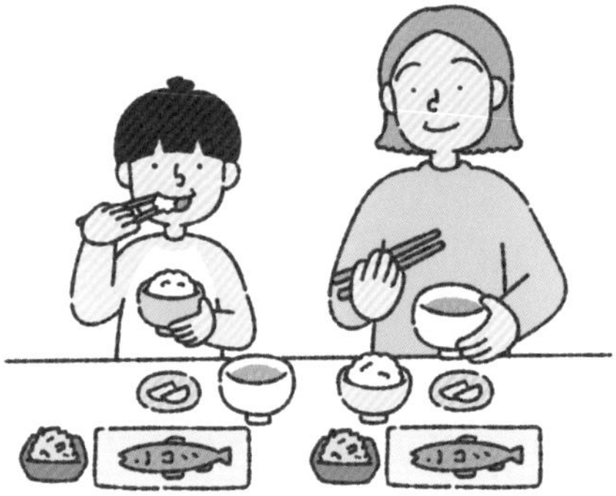

骨を強化し、絶対にケガをしない体をつくる食材

**カルシウムと、カルシウムの吸収を高めるビタミンDに加え、
コラーゲンを作る鉄分、鉄分の吸収を高めるビタミンCも意識。**

ほうれん草

鉄分は骨を構成するコラーゲンを作る栄養素。ほうれん草は鉄分が多くとれる野菜で、鉄分の吸収を助けるビタミンCも豊富なので効率よく摂取できます。旬である冬に収穫されたものの方がビタミンCの含有量が多く、夏採りの約3倍あります。

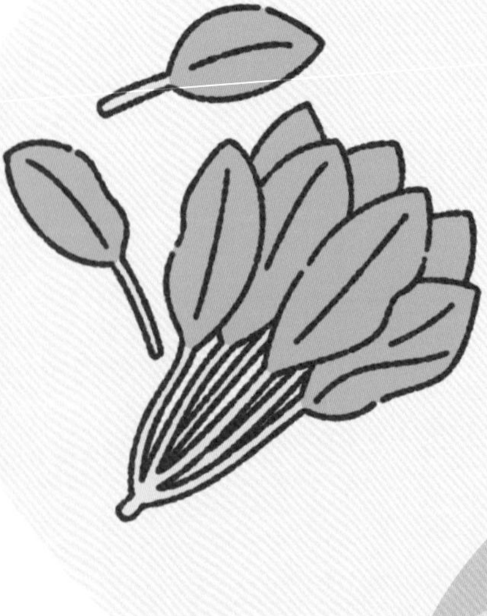

わかめ

骨を丈夫にするカルシウム、骨の形成に関わるマグネシウムやビタミンK、子どもの成長ホルモンの代謝を促して体の成長を助けるヨウ素が含まれており、成長期に積極的に食べたい食材。糖質がほとんどなく、低カロリー。カットわかめを使えば手軽。

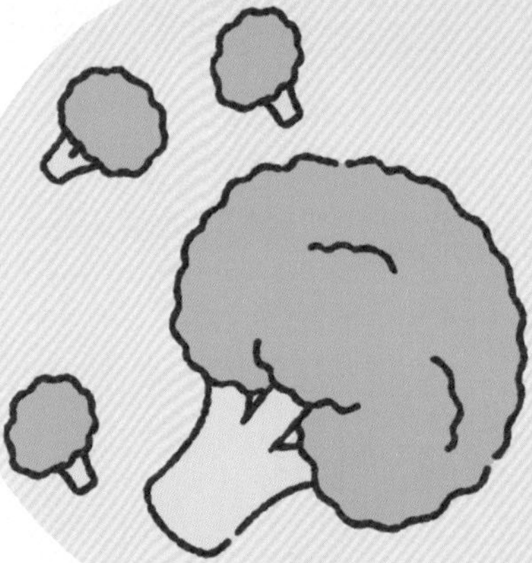

ブロッコリー

タンパク質、食物繊維、ミネラル、ビタミンなど各種栄養が豊富。ビタミンCが含まれており、鉄分の多い食材と一緒に食べると吸収率がアップ。カルシウムを骨に沈着させるビタミンKもとれるので、カルシウムを含む食材と合わせると骨の強化に。

おから

ヘルシーで栄養価が高く、肉に混ぜてかさ増しにもおすすめ。良質なタンパク質、カルシウム、食物繊維がたっぷり含まれています。カルシウムを骨に定着させる働きをするマグネシウムやビタミンKも同時に摂取できるので、骨粗しょう症の予防に。

もやし

発芽によって栄養価がアップ。骨の材料となるカルシウム、コラーゲンの生成に関わるビタミンCがとれます。鉄分を含む食材と合わせると吸収率が上がります。ビタミンB群や食物繊維も豊富で、疲労回復や、腸内環境を整えて肥満予防にも◎。

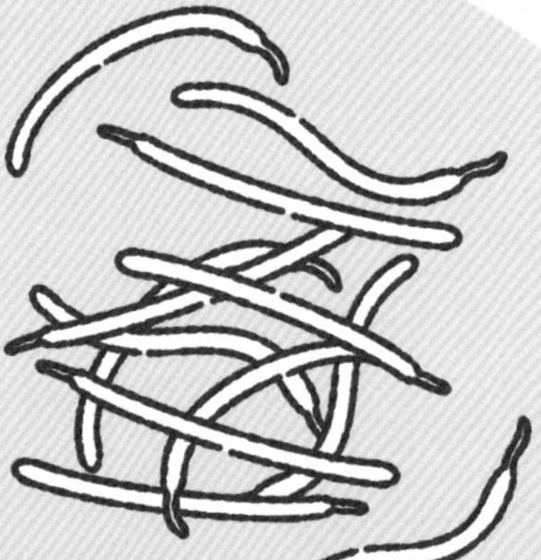

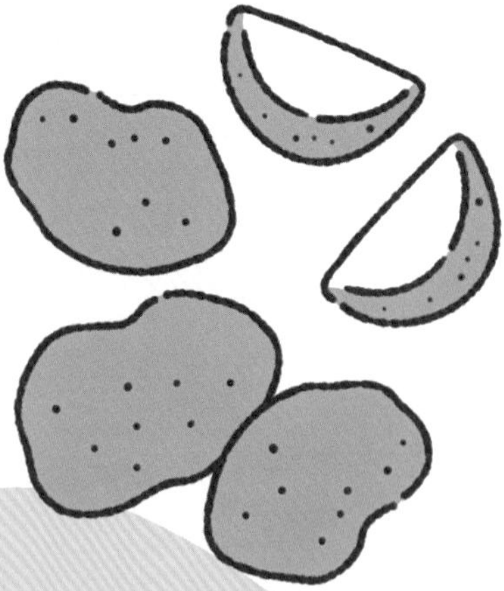

じゃがいも

りんごの5倍といわれるほどビタミンCが豊富で、特に新じゃがいもは含有量が多い。ビタミンCは骨を構成するコラーゲンの生成にも関わります。熱に弱い栄養素ですが、じゃがいもはでんぷんに守られているので加熱調理しても失われにくくなっています。

豆乳

豆乳に含まれる大豆イソフラボンは、女性ホルモンと似た働きを持ち、骨からカルシウムが溶け出してしまうのを防ぎ、骨粗しょう症を予防する効果が期待されています。ほかに良質なタンパク質、ビタミンB_6、マグネシウム、鉄分なども豊富。

ししゃも

カルシウムが豊富で、カルシウムの吸収を助けるビタミンDも含まれており、骨ごと食べられるので効率よく摂取できます。ほかにもタンパク質や鉄分、ビタミンB_2といった子どもに必要な栄養素がたくさん詰まっています。

手羽元

タンパク質や脂質のほか、コラーゲンが豊富。コラーゲンは腱や軟骨、皮膚などの元になる繊維状のタンパク質のことで、骨や肌の健康に関わります。ビタミンKも含まれており、カルシウムと一緒にとると骨に吸着させる働きがあり、より効果的。

まぐろ

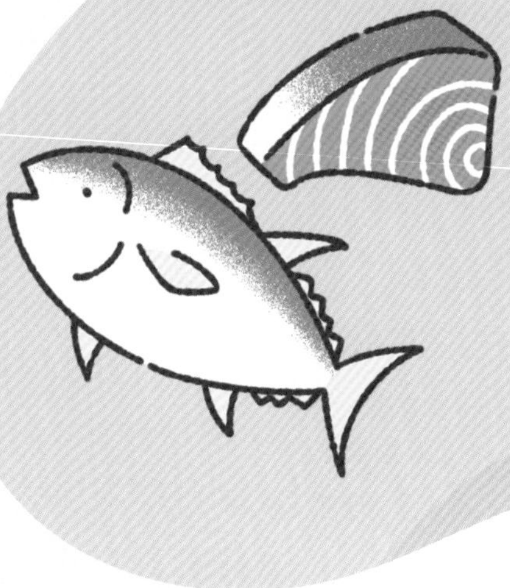

鉄分の中でも吸収率が高い「ヘム鉄」がとれます。カルシウムの吸収を助けるビタミンDが含まれているので、カルシウムと一緒にとると骨の強化に効果的です。良質なタンパク質、血液をサラサラにするEPAや学習能力に関わるDHAも豊富。

牛肉

コラーゲンを作る鉄分が摂取でき、特にヒレなど赤身が多い部位の方が、含有量が多い。タンパク質や脂質、エネルギー作りを助けるビタミンB_2のほか、カルシウムを骨に定着させるマグネシウムも含まれており、カルシウムと一緒にとると効率的。

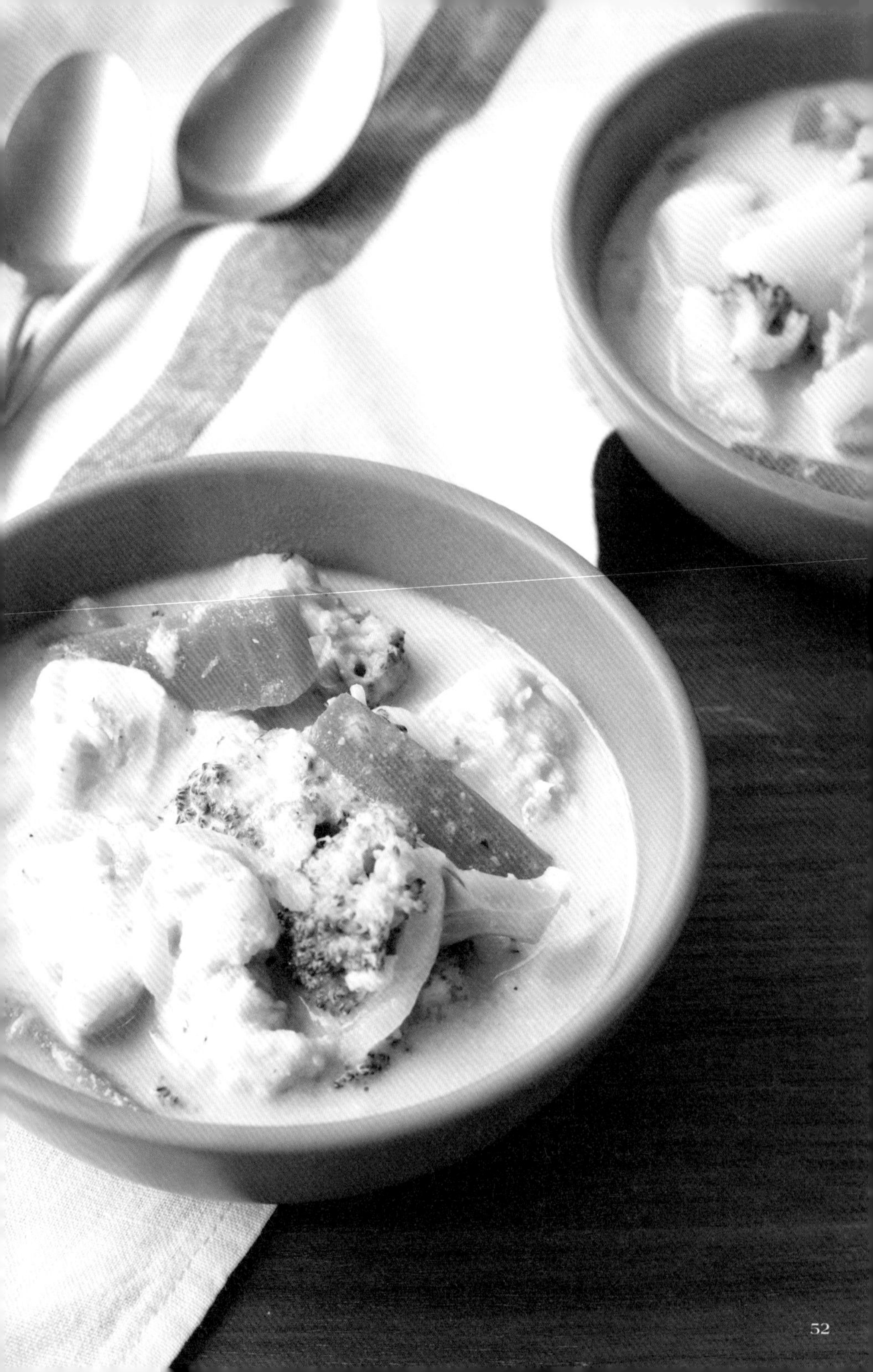

鶏肉の豆乳味噌スープ

スープにすることで、野菜の栄養を逃さずとることができます。
子どもたちが大好きなコンソメや味噌を混ぜることで、
おかわりしたくなるおいしさに!

材料（片手鍋1個分）

鶏むね肉 …… 300g
片栗粉 …… 大さじ1
オリーブオイル …… 大さじ1
玉ねぎ …… 1/2個
じゃがいも …… 1個
にんじん …… 1/3本
ブロッコリー …… 100g

A
水 …… 300mℓ
無調整豆乳 …… 300mℓ
コンソメ …… 小さじ2

味噌 …… 大さじ1
黒コショウ …… 少々

作り方

1 鶏むね肉は皮を取り、フォークで数カ所さし、一口大に切る。ポリ袋に鶏肉を入れ、片栗粉を加えてよくまぶす。玉ねぎは薄くスライスし、にんじんは短冊切りにし、じゃがいもは小さめの乱切りにする。ブロッコリーは小房に分ける。野菜を耐熱容器に入れてふんわりとラップをし、600Wの電子レンジで4分加熱する。
2 鍋にオリーブオイルを敷き、鶏肉と野菜を入れ、中火で炒める。水を加え、鶏肉と野菜に火を通す。
3 火が通ったら、Aを加えて煮る。最後に味噌と黒コショウで味をととのえたら完成。

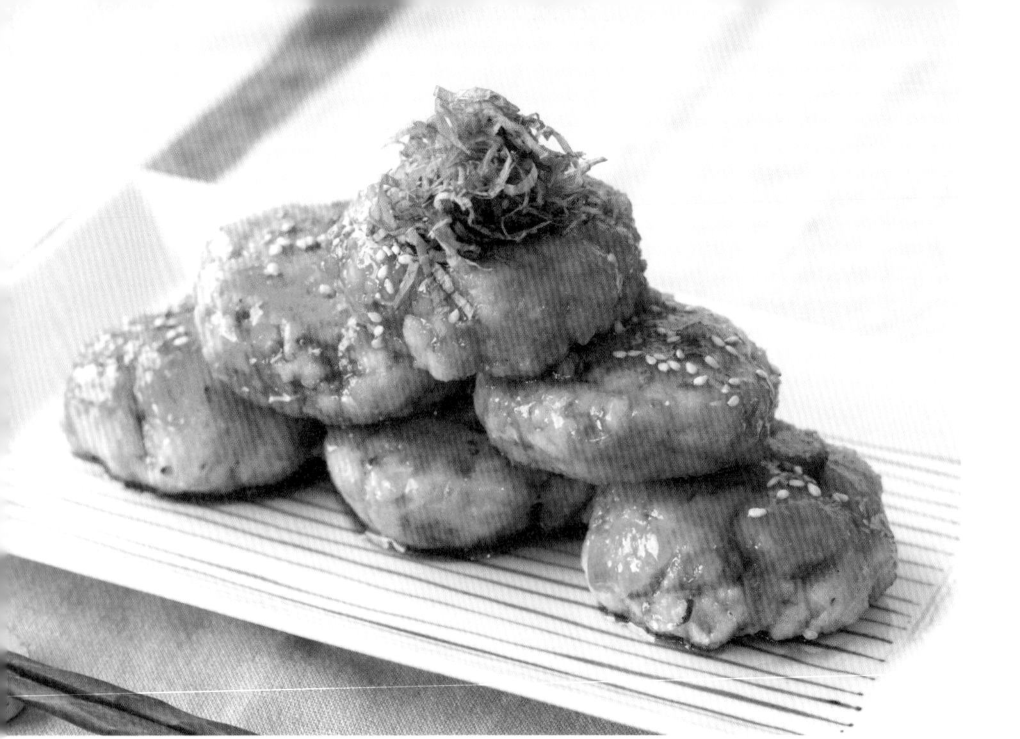

おから入りつくね

大人も子どもも大好きなつくねにも、大豆製品（おから）を忍ばせましょう。
かさ増しにもなるので、家計にもやさしい一品です。

材料（3人分）

鶏ひき肉 …… 100g
生おから …… 80g
えのき …… 1/3袋
千切りキャベツ …… 20g

A
片栗粉 …… 大さじ1
醤油 …… 小さじ2
鶏がらスープの素 …… 小さじ1
塩胡椒 …… 少々

B
料理酒、醤油、みりん …… 各大さじ2
砂糖 …… 大さじ1

オリーブオイル …… 大さじ1
紫蘇 …… お好みで

作り方

1 ボウルにひき肉、おから、千切りキャベツ、みじん切りにしたえのき、**A**を入れ、よくこねて丸形に整える。
2 フライパンにオリーブオイルを入れ中火で熱し、片面に焼き色がつくまでつくねを焼き、裏返して蓋をして弱火で4分程度蒸し焼きにする。
3 **B**を入れ、つくねとよく絡める。皿に盛りつけ、お好みで紫蘇をのせたら完成。

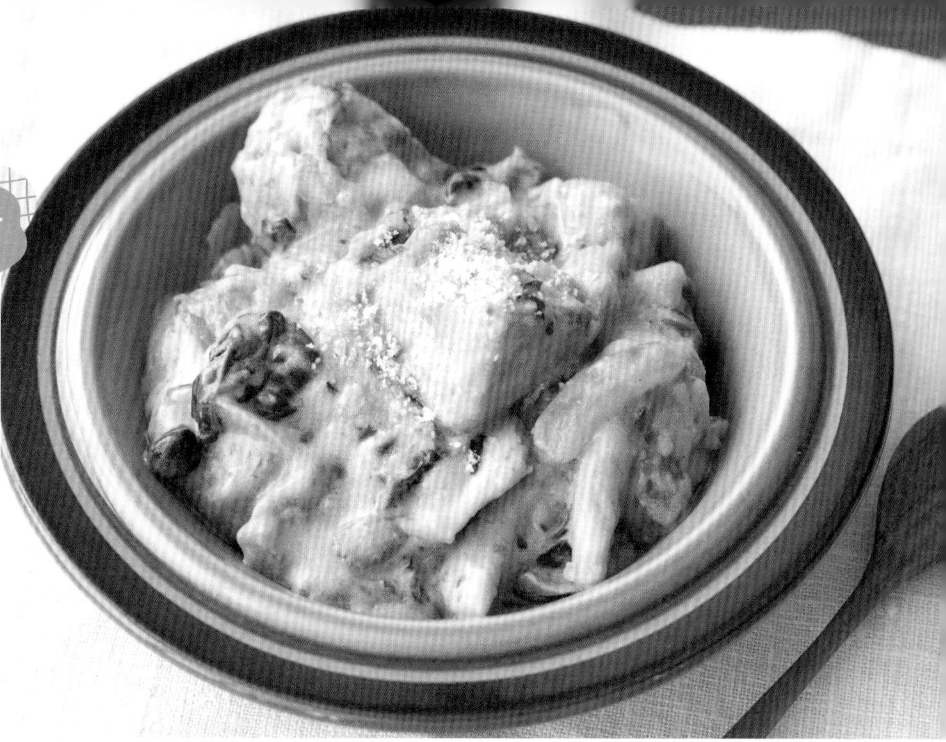

鮭の豆乳クリーム煮

豆乳ドリンクが苦手な子でも、食事に取り入れれば問題なし。だしと豆乳は相性バツグンです。煮るとやわらかくなる鮭と、歯ごたえを感じられる野菜を一緒にとるのがおすすめ。

材料（2人分）

生鮭 …… 2切れ
料理酒 …… 大さじ1
塩胡椒 …… 少々
片栗粉 …… 小さじ2
ほうれん草 …… 50g

玉ねぎ …… 1/2個
しめじ …… 1/2袋
オリーブオイル …… 大さじ1
有塩バター …… 10g
米粉 …… 大さじ1

A
水 …… 100mℓ
無調整豆乳 …… 200mℓ
白だし …… 大さじ2
塩胡椒 …… 少々

作り方

1 鮭に料理酒を振り、10分程度おき、キッチンペーパーで水分をふき取る。食べやすい大きさに切り、ポリ袋に鮭、塩胡椒、片栗粉を入れ、混ぜ合わせる。

2 玉ねぎは薄くスライスし、ほうれん草は3cm長さに切り、しめじは石づきを切り、ほぐす。フライパンにオリーブオイルを入れ、中火で熱し、フライパンの半分に玉ねぎを入れて炒めながら、もう半分に鮭を入れて焼く。玉ねぎがしんなりしたら、しめじとほうれん草を加える。

3 2にバターを加える。溶けたら米粉を加え、粉っぽさがなくなるまで炒める。Aを加え、とろみがつくまで弱火で煮たら完成。

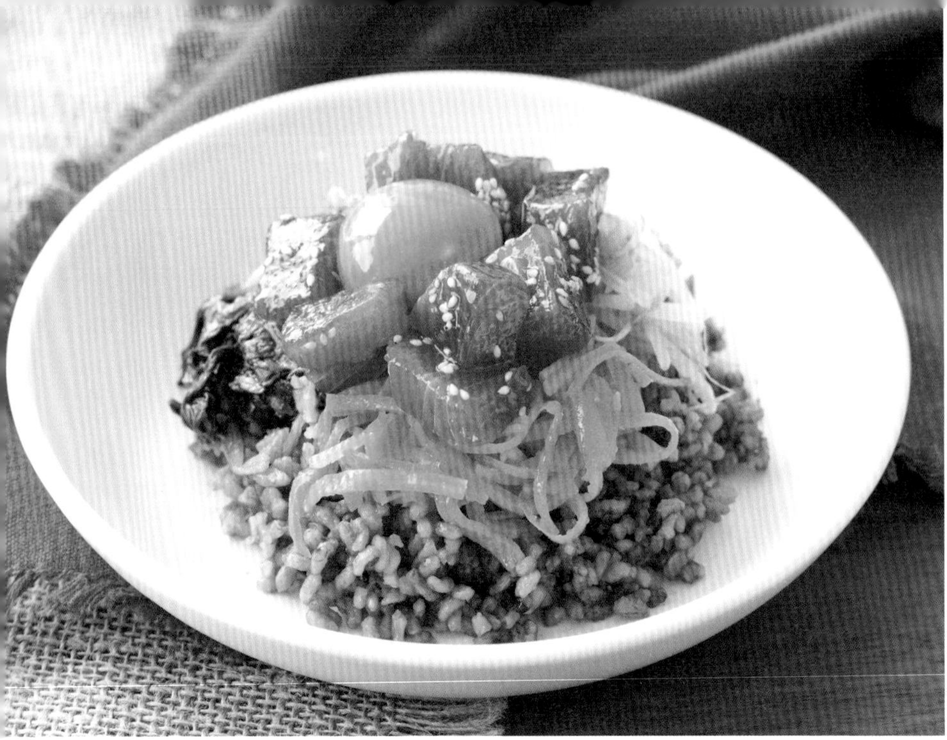

まぐろのポキビビンバ

子どもたちに大人気のまぐろと栄養豊富な野菜をご飯の上にのせてどんぶり風に。
お好みで卵黄をのせると、さらにおいしそうな見た目に！

材料（2人分）

まぐろ（刺身用のさく）
…… 200g
ほうれん草 …… 1/2束
にんじん …… 1/3本
もやし …… 1/2袋
卵黄 …… お好みで

A
鶏がらスープの素
…… 小さじ1/2
ごま油 …… 小さじ1
にんにくチューブ …… 少々
醤油 …… 大さじ3

B
みりん …… 大さじ2
（ラップをせずに、600Wの電子レンジで1分加熱し、アルコールを飛ばす）
ごま油 …… 大さじ1/2
にんにくチューブ …… 小さじ1/2
わさび、小ネギ、白いりごま …… 各少々

ご飯 …… 適量

作り方

1 もやしは水洗いし、にんじんは千切り、ほうれん草は3cm長さに切る。それぞれ別の耐熱容器に入れ、ふんわりとラップをし、600Wの電子レンジで2分加熱する。それぞれ**A**の1/3ずつで味付けし、ナムルを作る。

2 まぐろは2cm角に切る。**B**で味付けする。

3 器にご飯を盛り、1と2をのせる。お好みで卵黄をのせたら完成。

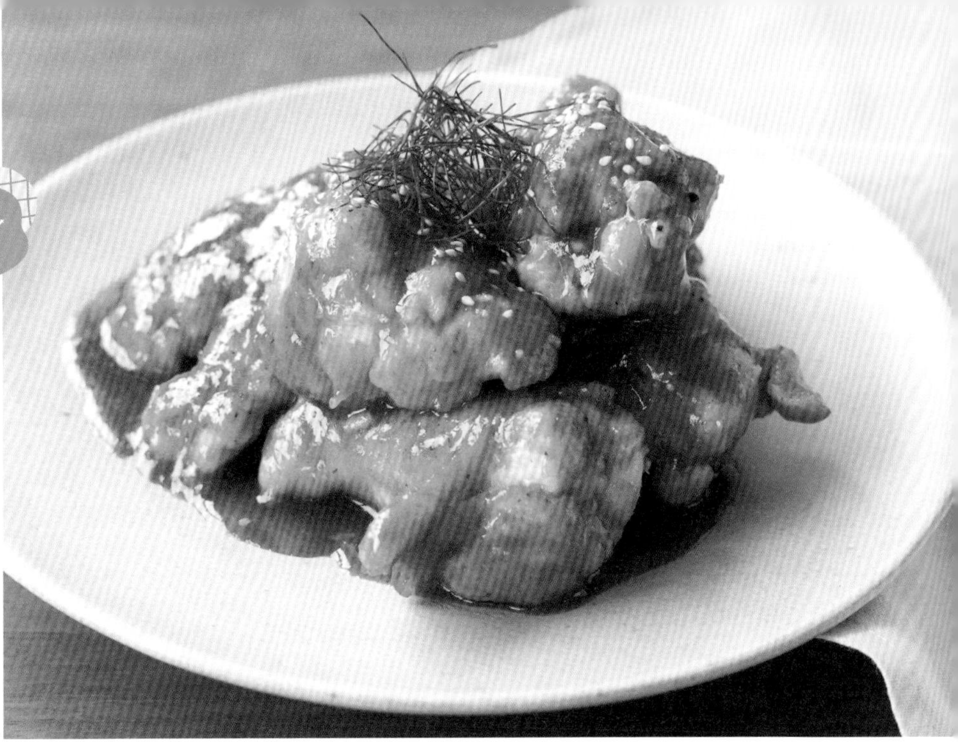

手羽元ヤンニョム

手羽元に含まれるコラーゲンをたくさんとれる一品。
また、軟骨部分にも栄養が豊富に含まれているので、残さず食べるようにしましょう。

材料（3人分）

手羽元 …… 6本
塩胡椒 …… 少々
片栗粉 …… 大さじ2

A
料理酒、コチュジャン …… 各大さじ2
にんにくチューブ、砂糖、醤油、みりん、ケチャップ …… 各大さじ1
ごま油 …… 小さじ1～2

こめ油 …… 大さじ1
白いりごま …… 適量
糸唐辛子 …… 適量

作り方

1 手羽元の両面に塩胡椒をふり、片栗粉を全体にまぶす。
2 フライパンにこめ油を入れ、中火で熱し、手羽元を焼く。片面に焼き色がついたら、裏返し、蓋をして弱火で4～5分蒸し焼きにする。
3 余分な油をキッチンペーパーでふき取り、混ぜ合わせたAを加え、全体に絡め合わせる。いりごまをふり、糸唐辛子をのせたら完成。

Yuto's ADVICE of Part 3

カルシウムで骨密度を上げる

毎日カルシウムを摂取し、成長期のうちに骨密度を高めておくこと。同時に、鉄分も意識してとりましょう！　鉄不足だと骨に必要なコラーゲンが作られず、骨の成長に影響を与える可能性があります。

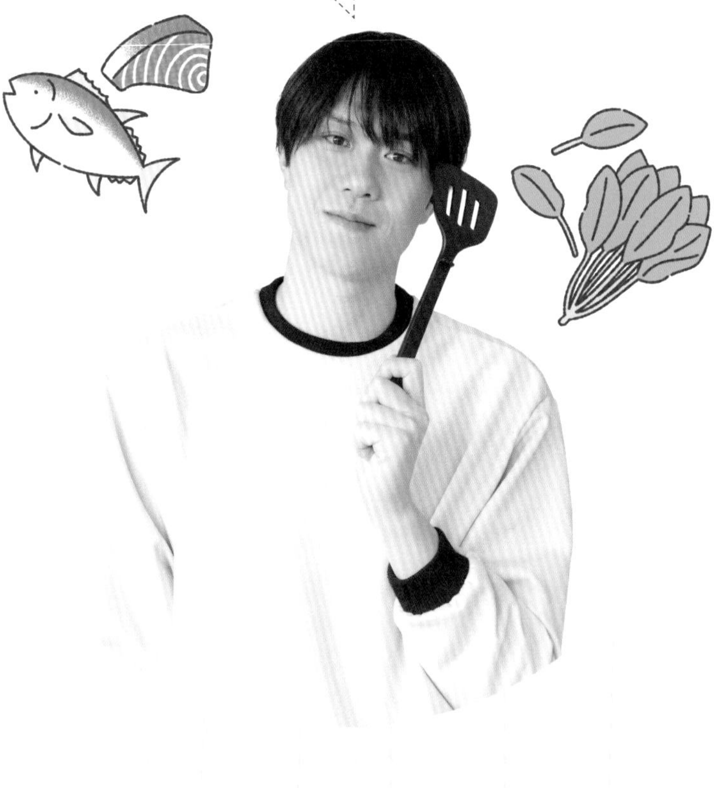

part 4

どんなスポーツにも使える！質のよい筋肉をつける

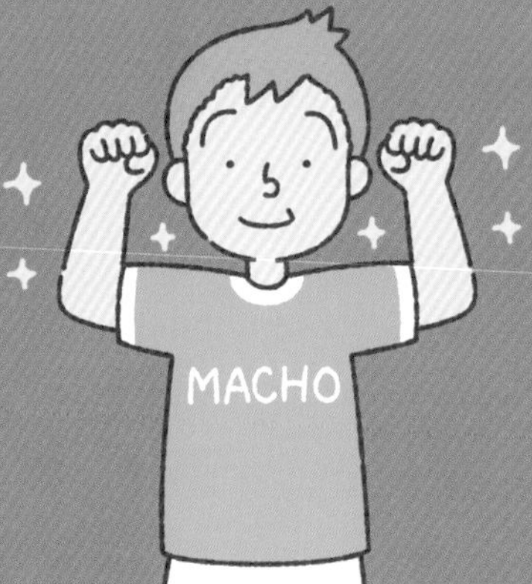

learning

タンパク質は子どもたちの強い味方！

タンパク質は筋肉の材料に

筋肉をつけるためには、タンパク質が必須。タンパク質は、筋肉はもちろん、血液、骨、歯、皮膚、髪の毛などを作る材料となる栄養素です。成長期の子どもは大人よりもたくさんとる必要があり、体重にかかわらず1日45～60gの摂取が推奨されています。ご飯、肉や魚、乳製品、大豆製品などタンパク質を含む食材を毎日の食事で組み合わせ、必要な摂取量を目指してください。

ポストゴールデンエイジと呼ばれる13歳から15歳頃は、体格が大きく変わりはじめ、骨格や筋力が急激に発達する時期です。筋力がアップする中学生からは特に、タンパク質不足に気をつけましょう。

卵は毎日食べる習慣を

卵は1個につき6～7gのタンパク質がとれるだけでなく、ビタミンやミネラルなども豊富。人体は20種類のアミノ酸で構成されており、食事から摂取しなくてはいけないアミノ酸は9種類ありますが、卵には体に必要なアミノ酸がすべて含まれています。〝完全栄養食〟と呼ばれるほど栄養価が高いので、毎日食べる習慣をつけましょう。

コレステロールが多いからと敬遠する方もいますが、コレステロールは細胞膜や脳の神経伝達物質、ホルモンの材料となり、成長期の子どもには必要なもの。食べ過ぎは消化不良を引き起こすので注意が必要ですが、1日1〜2個なら問題ありません。

運動の前後に栄養補給を

スポーツをしている子どもには、運動前にご飯や豆類、じゃがいもといった炭水化物を与え、運動中に空腹にならないようにエネルギーを補給しておきます。消化する時間を考え、運動の3〜4時間前がベストです。運動の1時間前には、炭水化物を含み、消化がよくて胃もたれしない、バナナやりんごなどの果物がおすすめです。

運動後は、できるだけ早くタンパク質と炭水化物をとります。タンパク質を運動後にとると、疲労した筋肉の修復や増強に役立ち、回復を促します。炭水化物は運動で消費したエネルギーを補います。炭水化物とタンパク質は同時にとるとエネルギーを作るインスリンの分泌が促進されて効率的です。

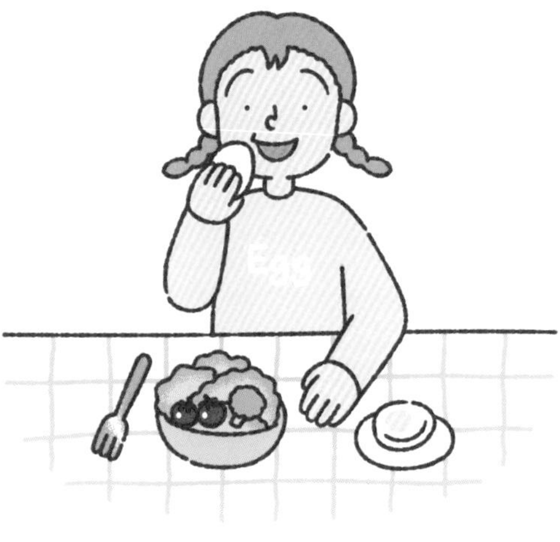

episode

僕が実践していた筋肉ルーティーン

動物性と植物性を意識

高校の頃、サッカーチームの練習で週2回ほど筋トレの日があり、筋肉を意識しはじめました。僕は体重コントロールができなくて体脂肪もあまり下がらず、筋肉がなかなかつきませんでした。のちに遺伝子検査で体の構造を調べたときにわかったのですが、元々筋肉がつきにくい体質なのです。

体重や体脂肪率をコントロールできるようになり、筋肉がつきはじめたのは、自炊をするようになってから。それまでは食事が原因だと思っていなかったのですが、勉強をしてみて食べ物が関係していることに気がつきました。どんなに筋トレを頑張っても、筋肉を作る材料が不足していたら、筋肉はつきません。筋肉の材料となるタンパク質が多めの食事に改善しました。タンパク質は肉や魚介、卵などの「動物性タンパク質」と、豆腐や納豆といった大豆製品などの「植物性タンパク質」の2種類に分類されます。質のいい筋肉をつけるためには、両者をバランスよくいろいろな食材から摂取することが大切なので、肉だけ魚だけと偏らないように心がけています。食事でとりきれない分は、補助的にプ

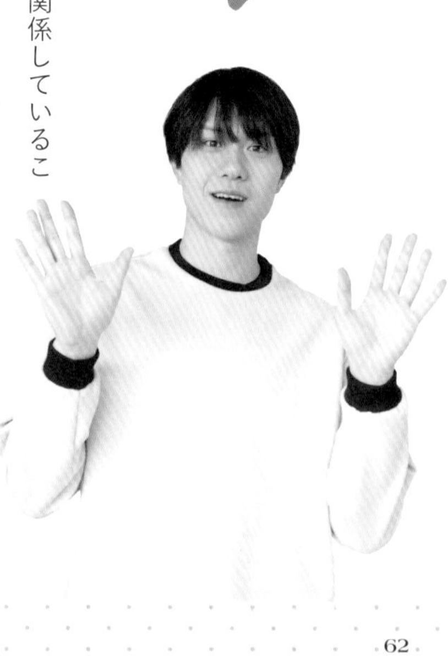

ロテインも飲んでいます。

炭水化物でエネルギー確保

現在、さまざまなプロスポーツ選手に栄養指導をしていますが、筋肉がつかず悩んでいた選手に、朝昼晩の食事に加えて、炭水化物とタンパク質がとれる補食（P108）を食べることを勧めたら、3週間で筋肉がつくようになったことがありました。その人の目的や食事内容によってアドバイスが変わるので一概には言えませんが、エネルギー不足を解消した例です。タンパク質だけではなく、エネルギー源となる炭水化物（糖質）が不足していると、トレーニングをしても筋肉がつかないのです。

空腹のままトレーニングをすると飢餓状態になり、体が生命活動を維持するエネルギーを作るため、筋肉を分解して糖質に変換するので筋肉量が減ってしまいます。運動前に食べておくことでエネルギー不足を防ぎ、運動後にも消費したエネルギーを補給してダメージを受けた筋肉を修復させます。僕は素早く栄養が吸収されるように、ご飯やバナナ、ひき肉などの消化のいいものを食べるようにしていました。

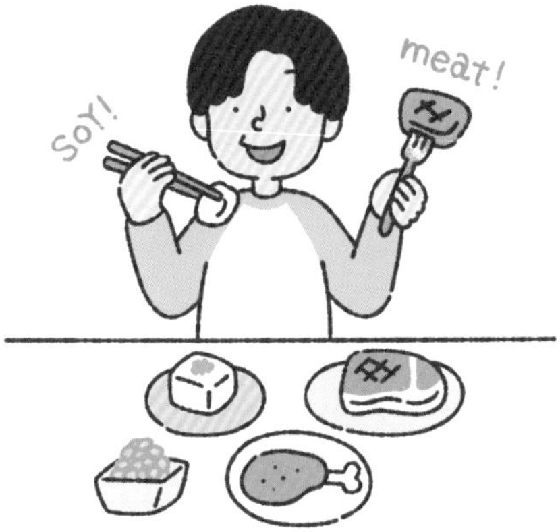

どんなスポーツにも使える！質のよい筋肉をつける食材

動物性タンパク質と植物性タンパク質、どちらも摂取することが大事。タンパク質の吸収を高めるビタミンB_6もセットで意識しましょう。

鶏肉

もも肉よりむね肉やささみを。むね肉（皮なし）は100gあたり約23.3g、ささみは約23.9gの動物性タンパク質が摂取できます。タンパク質の吸収を高めるビタミンB_6、疲労回復に効果的なイミダゾールジペプチドも含まれ、筋トレに最適の食材。

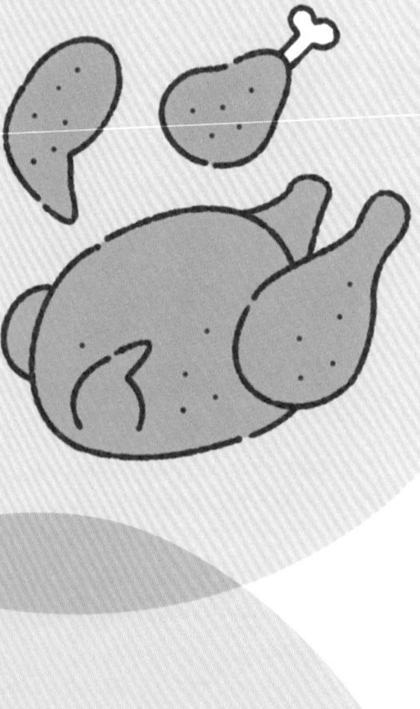

豚肉

必須アミノ酸がバランスよく含まれた良質な動物性タンパク質が豊富。脂身の少ないヒレ肉は100gあたり約22.2gで含有量が一番多い。タンパク質の吸収を高めるビタミンB_6をはじめ、疲労回復効果のあるビタミンB群が多く含まれています。

サバ缶

種類によりますが、動物性タンパク質が豊富で、含有量は水煮缶で100gあたり約20.9g。骨ごと食べられるのでカルシウムもたくさん摂取でき、カルシウムの吸収率を上げるビタミンDも含まれています。血液をサラサラにするEPAやDHAも豊富。

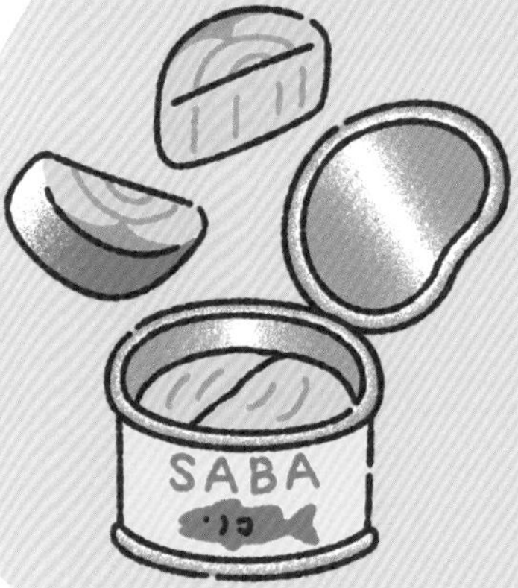

アジ

100gあたり約20gの動物性タンパク質がとれて低カロリー。カルシウムとビタミンDが同時に摂取でき、特に骨ごと食べられる小アジにはカルシウムが牛乳の約7倍も含まれており、骨の強化にも。鉄分、DHAやEPAも豊富です。

イワシ

動物性タンパク質が豊富で、含有量はマイワシで100gあたり約20g。サバやアジと同様EPA、DHAも豊富です。骨を強くするカルシウム、ビタミンD、不足しがちな鉄分やマグネシウム、神経や血液を健康に保つビタミンB_{12}も摂取できます。

イカ

種類によりますが、スルメイカやヤリイカには良質な動物性タンパク質が100gあたり約18g含まれています。ほかにタンパク質の吸収を助ける亜鉛、疲労を回復させるタウリン、血液をサラサラにするDHAやEPAも摂取できます。

アサリ

100gあたり約6gの動物性タンパク質が含まれています。ほかの魚介よりは含有量が少ないのでメインのタンパク源ではなく補助的に組み合わせるのがおすすめ。鉄分やビタミンB_{12}、カルシウムも豊富なので、貧血予防や骨の強化にも役立ちます。

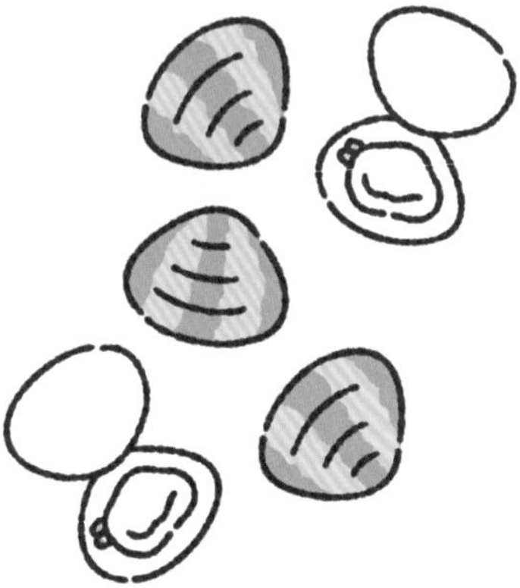

エビ

動物性タンパク質が豊富で、含有量は種類によりますが、シーフードミックスによく使われているバナメイエビは100gあたり約19.6g。カルシウムやビタミンEのほか、疲労回復効果のあるタウリンも含まれており、筋肉のダメージを緩和させます。

豆腐

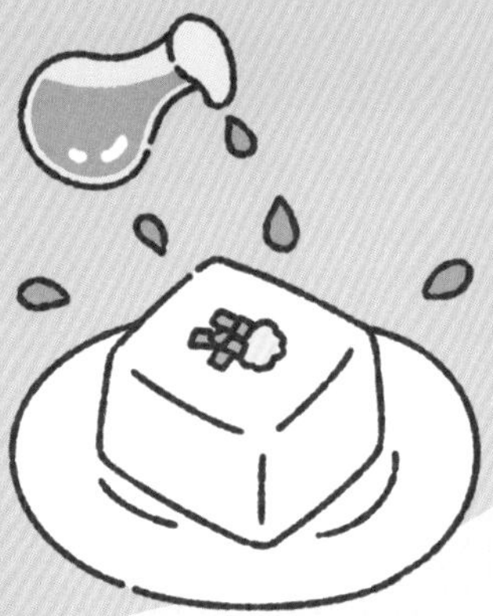

木綿は100gあたり約7g、絹ごしは約5.3gの植物性タンパク質が摂取できます。筋肉の合成には必須アミノ酸がバランスよく含まれていることが大事で、植物性タンパク質は一般的にそのバランスを示す値が低いのですが、豆腐はバランス値が高いのが特徴。

納豆

各種栄養がたっぷり(P18)。必須アミノ酸をバランスよく含む良質な植物性タンパク質を1パック(50g)あたり約8.3g摂取できます。タンパク質の合成に関わるビタミンB_2も豊富。腸によい発酵食品なので、肌やメンタルを整えるのにもおすすめ。

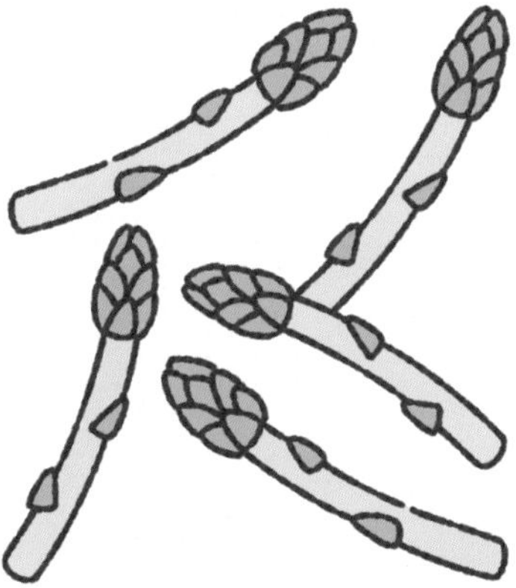

アスパラガス

アミノ酸の仲間「アスパラギン酸」が含まれ、筋トレによる疲労回復にも効果的。理由は、筋トレをすると体に乳酸が溜まりますが、アスパラギン酸は乳酸を分解する働きがあるから。筋トレ後に食べると疲労が溜まりにくくなるのでおすすめ。

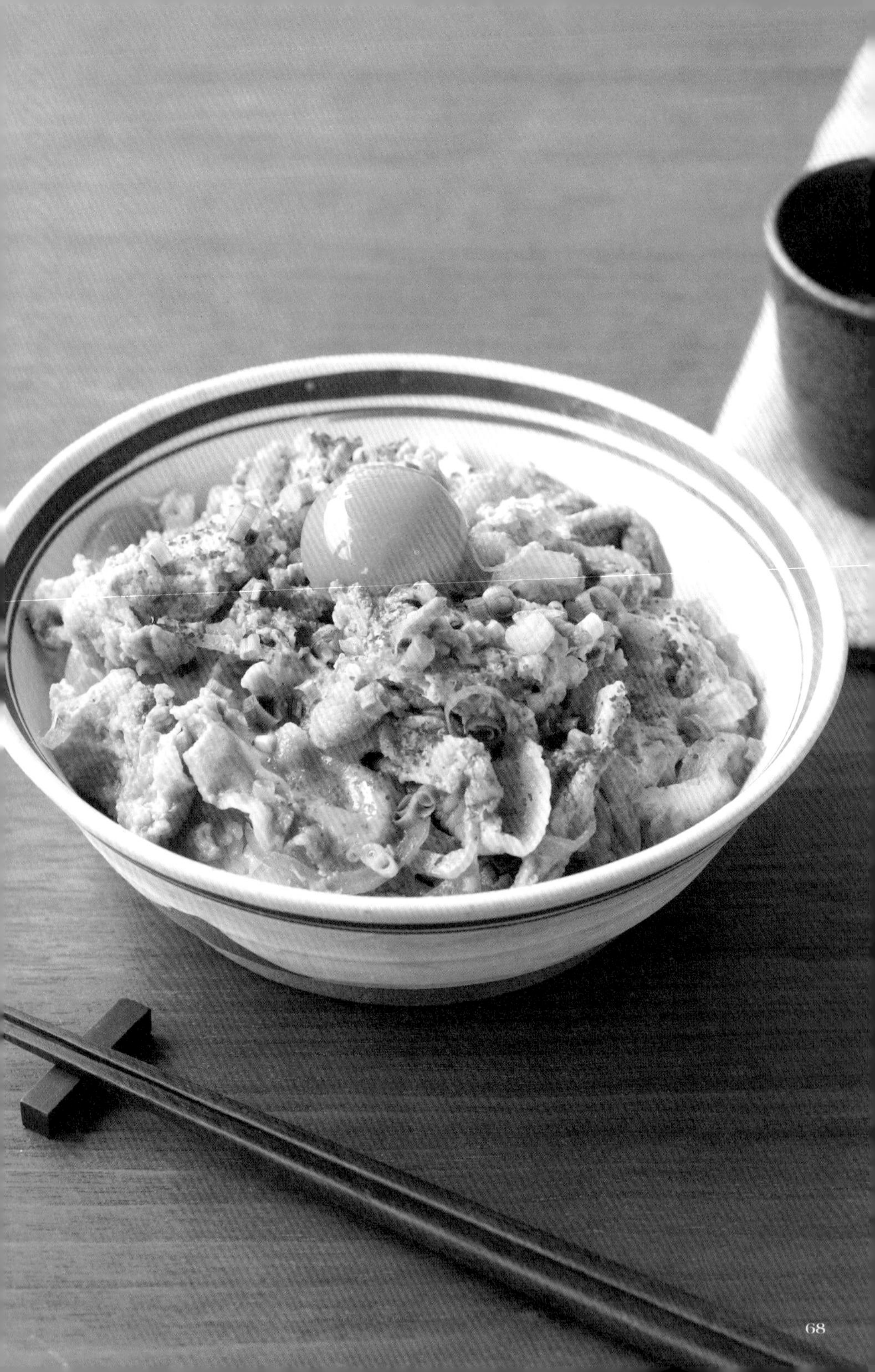

豚玉丼

みんな大好き、どんぶりご飯！　豚肉のなかでも脂身が少なく、タンパク質が豊富なロース肉を使いましょう。甘いタレで煮込むことで、ご飯が進む一品に。

材料（2人分）

豚ロース肉 …… 200g
卵 …… 2個
玉ねぎ …… 1/2個
A
- 料理酒、みりん、醤油 …… 各大さじ2
- 砂糖 …… 大さじ1.5
- 顆粒和風だし …… 小さじ1
- 水 …… 200mℓ

オリーブオイル …… 大さじ1
ご飯 …… 適量
卵黄 …… お好みで
小ネギ …… お好みで
一味唐辛子 …… お好みで

作り方

1 玉ねぎを薄くスライスする。フライパンにオリーブオイルを入れ中火で熱し、玉ねぎを炒め、しんなりしたら豚肉を加え、中火で炒める。
2 **A**を入れ、煮たたせる。沸騰しているところに溶き卵を入れ、蓋をし、火を通す。
3 器にご飯を盛り、**2**と、お好みで卵黄、小ネギ、一味唐辛子をのせ、完成。

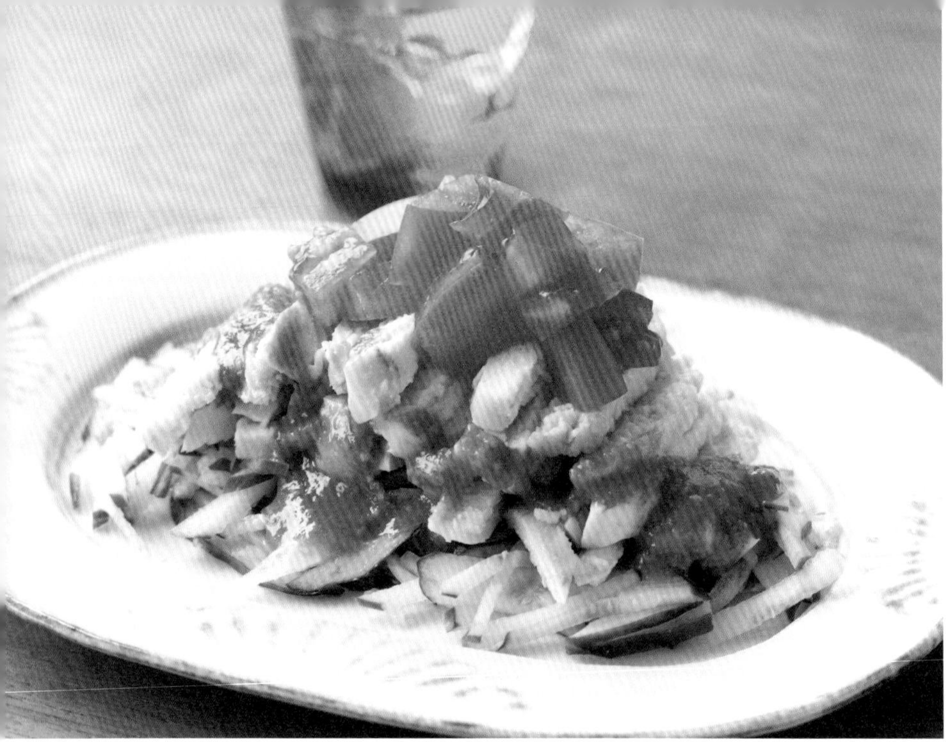

鶏ハム棒棒鶏《バンバンジー》

タンパク質源として優秀な「鶏むね肉」をたくさん食べてほしいときは……
子どもたちが大好きな、甘じょっぱい棒棒鶏ソースに絡めてみましょう！

材料（3人分）

鶏むね肉 …… 300g
塩 …… 小さじ1/2
料理酒 …… 大さじ1

A
酢、味噌、砂糖 …… 各大さじ1
白すりごま …… 大さじ1.5
醤油、ごま油 …… 各小さじ1

きゅうり、トマト …… 各適量

作り方

1 きゅうりは千切り、トマトは1cm角に切る。鶏むね肉は皮を取り、フォークで数カ所さす。ファスナー付きの保存袋（耐熱）に鶏肉、塩、料理酒を入れ、よく揉み込み、空気を抜くようにしながら口を閉じる。
2 鍋にたっぷりの湯を沸かし、1を入れ、火を止め、蓋をして45分放置する。
3 鶏ハムを取り出し、食べやすい大きさに切る。器にきゅうりやトマト、鶏ハムを盛り、混ぜ合わせた**A**をかけて完成。

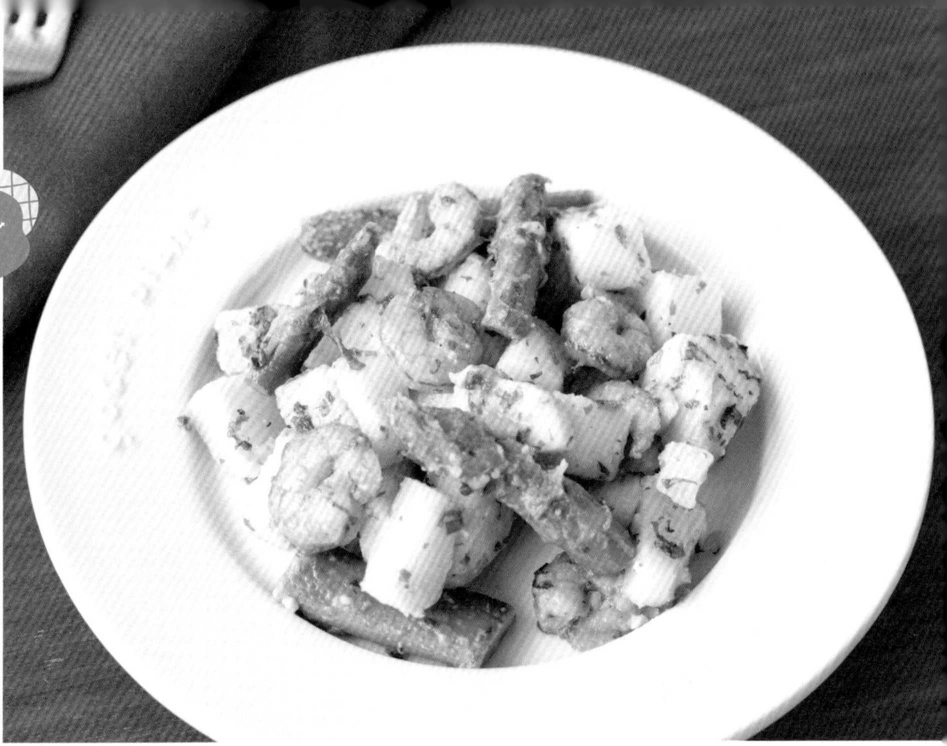

海鮮の大葉ジェノベーゼ風

お刺身や焼き魚を用意する時間がなくても大丈夫！　そんなときは冷凍のシーフードミックスを使いましょう。にんにくとバターの香りで食欲アップ効果も。

材料（2人分）

シーフードミックス（冷凍）…… 150g
アスパラガス …… 2本
じゃがいも …… 1個
オリーブオイル …… 大さじ1/2
有塩バター …… 10g
紫蘇 …… 10〜15枚
にんにくチューブ …… 小さじ1

作り方

1 シーフードミックスは解凍しておく。アスパラガスは、下の半分をピーラーで薄く剝き、斜め切りにし、耐熱容器に入れ、ふんわりとラップをし、600Wの電子レンジで1分半加熱する。じゃがいもは1cm角の角切りにして水にさらし、水気を切って耐熱容器に入れ、ふんわりとラップをし、600Wで5分加熱する。紫蘇はみじん切りにする。

2 フライパンでオリーブオイルとにんにくを弱火で熱し、香りが立ったら紫蘇以外の1を入れ、炒める。火が通ったら、バターと紫蘇を入れ、炒め合わせて完成。

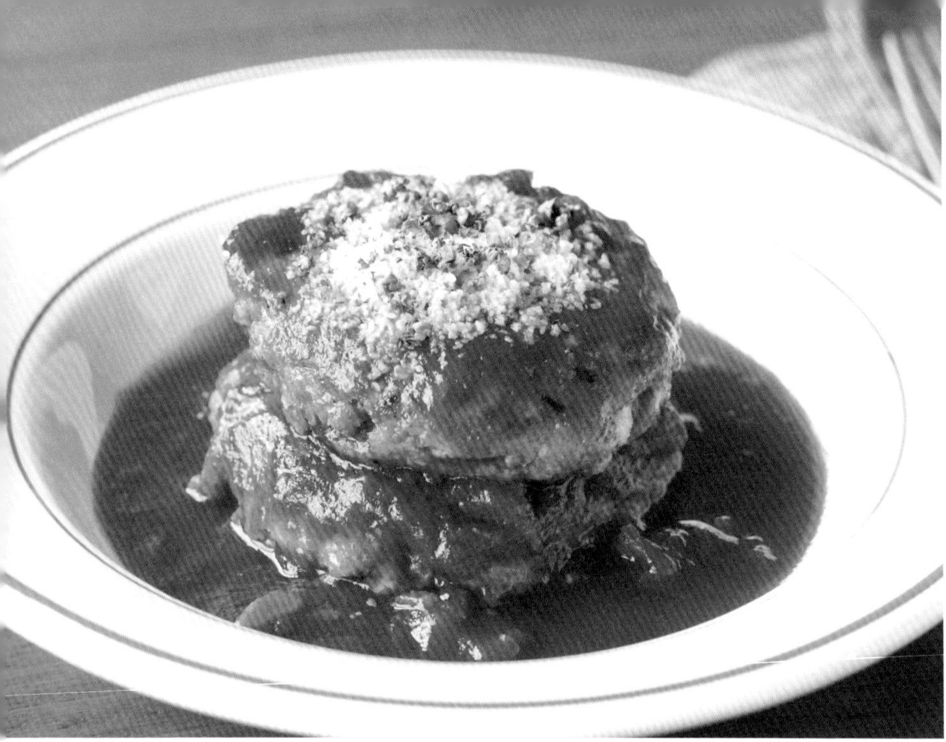

サバ缶の煮込みハンバーグ

「魚が苦手な子にどうやって魚を食べてもらおう？」そう考えた結果、
ハンバーグにすることにしました！　トマトとカレー粉で魚の臭みも消えて、大満足の一品に。

材料（2人分）

サバ水煮缶 …… 1缶
豚ひき肉 …… 100g
木綿豆腐 …… 150g
玉ねぎ …… 1/2個

A
- 片栗粉 …… 大さじ1
- カレー粉 …… 小さじ1
- 塩胡椒 …… 少々

オリーブオイル …… 大さじ1
粉チーズ …… お好みで
パセリ …… お好みで

B
- カットトマト缶 …… 1/2缶（200g）
- 水 …… 100mℓ
- ケチャップ …… 大さじ3
- ウスターソース …… 大さじ2
- はちみつ …… 大さじ1
- コンソメ …… 小さじ1

作り方

1 玉ねぎはみじん切りにし、耐熱容器に入れてふんわりとラップをし、600Wの電子レンジで2分加熱する。
2 ボウルに水気を切ったサバ缶、1、ひき肉、豆腐、Aを入れてよくこね、形を作る。
3 フライパンにオリーブオイルを入れ中火で熱し、2を焼く。片面に焼き色がついたら、裏返して蓋をし、弱火で4～5分焼く。Bを入れ、3分程度煮込み、器に盛り付ける。お好みで粉チーズ、パセリをふったら完成。

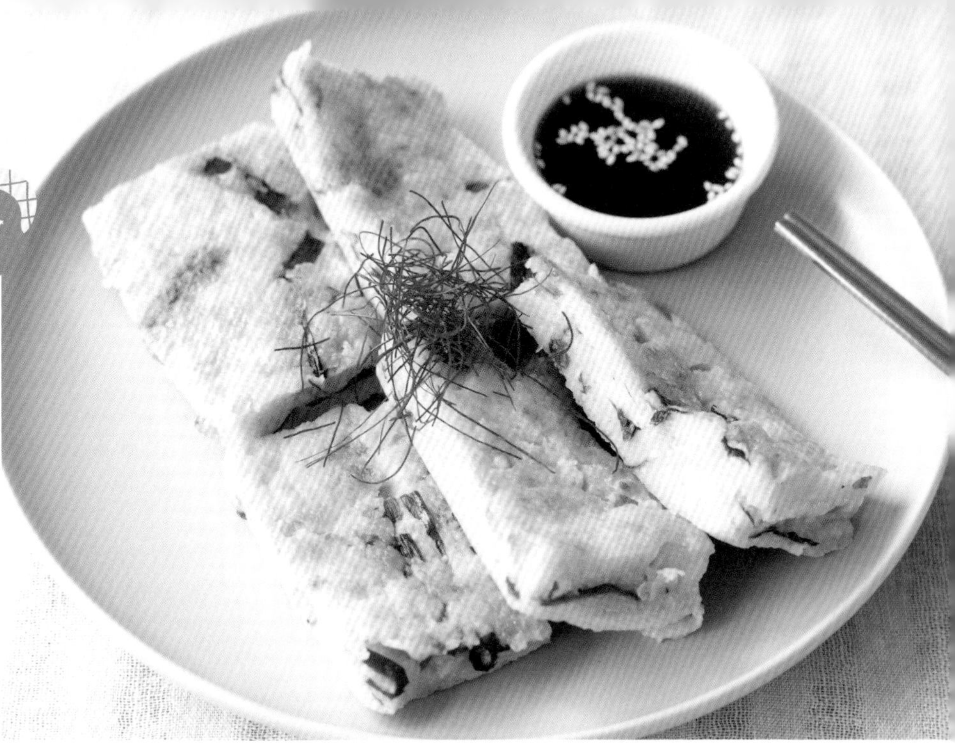

海鮮チヂミ

豆腐・シーフードミックス・鶏ひき肉をふんだんに使った、タンパク質豊富な一品。
ヘルシーかつお腹にたまるので、主食にもおかずにもなります。補食にしても○。

材料（3人分）

絹豆腐 …… 1丁
ニラ …… 1/2束
シーフードミックス（冷凍） …… 100g
鶏ひき肉 …… 100g

A 片栗粉 …… 大さじ8
A 鶏がらスープの素、ごま油 …… 各小さじ2
ごま油 …… 大さじ1
糸唐辛子、ポン酢、白いりごま …… 各適量

作り方

1 ニラは3cm長さに切る。シーフードミックスは解凍しておく。ポリ袋に豆腐、ひき肉、シーフード、ニラ、Aを入れ、よく混ぜる。
2 フライパンにごま油を入れ中火で熱し、1を入れ、厚さが均等になるように円形に広げる。片面を5分程度焼いたら裏返し、もう片面も5分程度焼く。
3 食べやすい大きさに切り、上に糸唐辛子をのせ、ポン酢にごまを入れたタレを添えて完成。

Yuto's ADVICE of Part 4

複数の食材からタンパク質を

筋肉をつけるためにはタンパク質が必要ですが、1つの食材からではなく、肉や魚、大豆製品、卵といろいろな食材を組み合わせて摂取しましょう。運動する子には、運動前後の栄養補給を忘れずに!

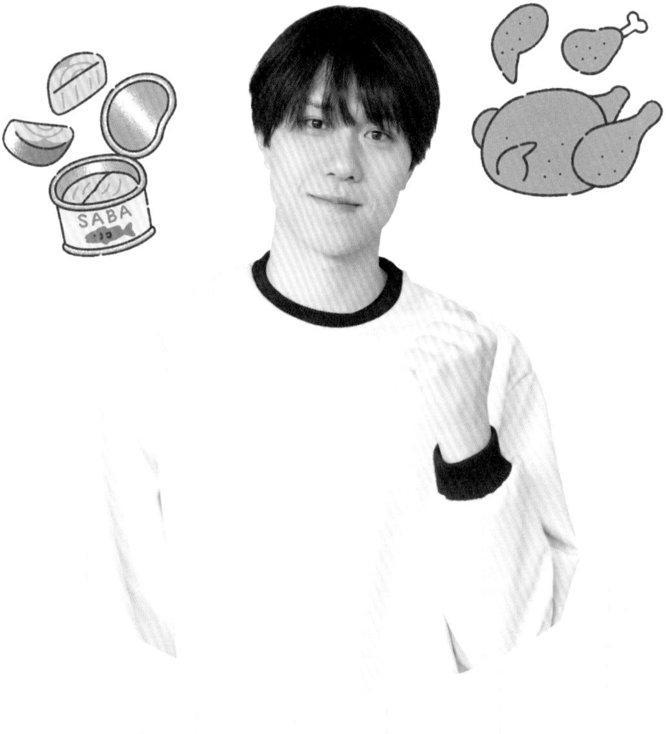

part 5

誰にも負けないメンタルをつくる

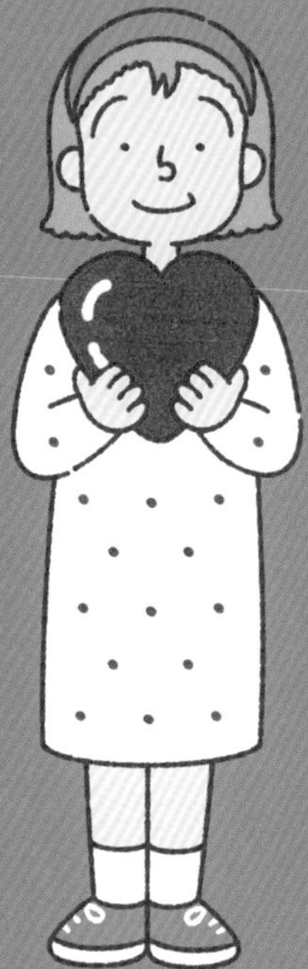

learning

ネガティブなのは食事のせいかも

エネルギーの過剰摂取は注意

近年、体の健康だけでなく、メンタルヘルスにとっても食事は大切だという研究が盛んに行われるようになりました。食事で気をつけたいのが、エネルギーの過剰摂取と栄養不足です。エネルギーを過剰に摂取すると肥満の原因になり、肥満はうつ病発症のリスクが高まるといわれています。また、ビタミンやミネラルなどの栄養不足は自律神経を乱し、心の健康に影響を与える恐れがあります。スナック菓子やカップ麺などの加工食品は糖質や脂質が多く、栄養が偏り、エネルギーをとりすぎてしまうので、できるだけ控えるようにしましょう。

メンタルによい栄養素

心の健康のためにとるとよいのは、葉酸（葉物野菜や納豆など）、ビタミンＤ（イワシや鮭、きのこなど）、ミネラル（赤身肉やレバー、魚介、大豆製品、海藻など）、ＥＰＡやＤＨＡ（青魚）。これらは神経伝達物質の合成など脳の機能に関わる栄養素です。

神経伝達物質は約20種類あるといわれており、その中の１つ、「セロトニン」は精神を安定させる〝幸せホルモン〟と呼ばれています。セロトニンの原料となるのが、トリプトファンという必須アミノ酸の一種ですが、体内で作り出すことができないので、肉や魚、大豆製品、チーズやヨーグルト、ナッツなどトリプトファンが豊富な食材から摂取する必要があります。

サプリなどで知られるGABA（ギャバ）も神経伝達物質の1つで、ストレスや緊張をやわらげて脳の興奮を鎮める働きがあるといわれています。GABAは脳内に存在していますが、トマトやキムチ、発芽玄米や米、大豆、じゃがいも、かぼちゃなどの食品にも含まれているので、積極的に取り入れるとよいでしょう。

共食の時間を大切に

栄養面はもちろん、どのような状況で食事をとっているかも、子どもの心の成長に大きく影響を与えます。特に朝食においては、家族と一緒に食事をする頻度が高い子よりも、一人で食べることが多い子の方が、メンタルヘルス上の問題がある可能性が高いという調査結果もあります。家族で食卓を囲み、コミュニケーションをとりながら楽しく食べることも大切です。

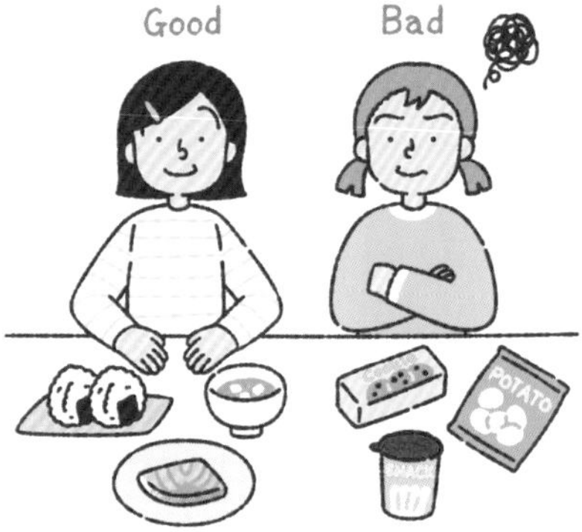

episode

食事を変えたらメンタルが安定するようになりました

体と心はつながっている

6歳からサッカーをはじめて地元の少年チームに入り、身長が高いことから小学5年生のときにゴールキーパーに指名されました。12歳で鹿島アントラーズジュニアユースに入り、15歳でユースに昇格。18歳でプロになりました。現役時代は、試合に出られない時期が長く、どんなに練習を頑張っても結果が出ない苦しい日々でした。その頃の僕は周りのことを考える余裕がなく、正ゴールキーパーのポジションをどうやって奪うか、試合に出るにはどうしたらいいか、チームのことより自分のことしか考えられなくなっていたのです。

そんな悪循環から抜け出せたのは、栄養の勉強をしはじめたことがきっかけでした。最初はパフォーマンスを上げるために体と向き合うことが目的でしたが、コロナ禍になって栄養バランスを考えながら自炊をするようになると、体調が整うだけではなく、気持ちも徐々に回復していきました。体調がよい状態が続くと気分もいいから、食事を改善したことで結果的にメンタルを整えることができたのです。

それからは、体が軽くなってイメージし

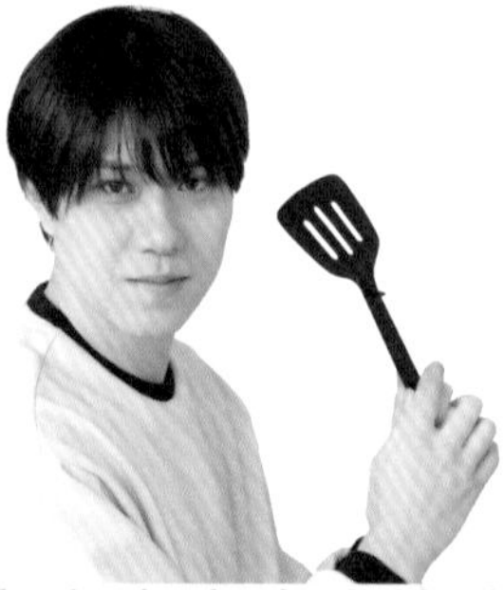

た動きができるようになり、チームメイトとのコミュニケーションもよくなり、好きではなかったゴールキーパーのポジションが好きになれました。体と心はつながっていると実感した出来事です。

腸内環境はメンタルに直結

メンタルを安定させるために、日頃から発酵食品や食物繊維をとって、腸内環境を整えることを意識しています。

腸と脳は連携をとっています。腸内環境を整えると、精神を安定させる「セロトニン」や「オキシトシン」といった幸せホルモンと呼ばれる神経伝達物質を出す細胞が活性化されます。また、幸せホルモンを出す細胞は腸の粘膜にもあることがわかり、腸内環境がよいとたくさん分泌されます。

腸内環境と自律神経は互いに影響を与えあっていて、腸内環境を整えることで自律神経も整います。ストレスを受けると腸の動きが悪くなり、悪玉菌が活発になってしまいます。腸内環境が悪くなると、食べ物が入ってきても栄養の吸収が悪く、質のいい血液を送り出すことができないため、体や心の不調の原因となるのです。

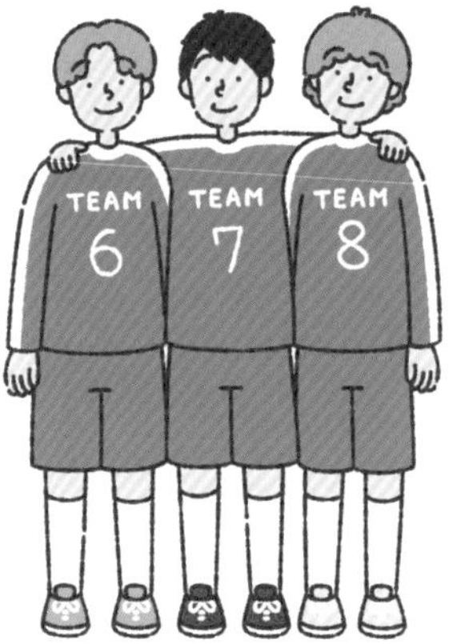

誰にも負けない メンタルをつくる食材

**腸の健康はメンタルにも関わるので、腸内環境を整える栄養素を。
精神安定をもたらすトリプトファンやGABAも積極的に取り入れて。**

れんこん

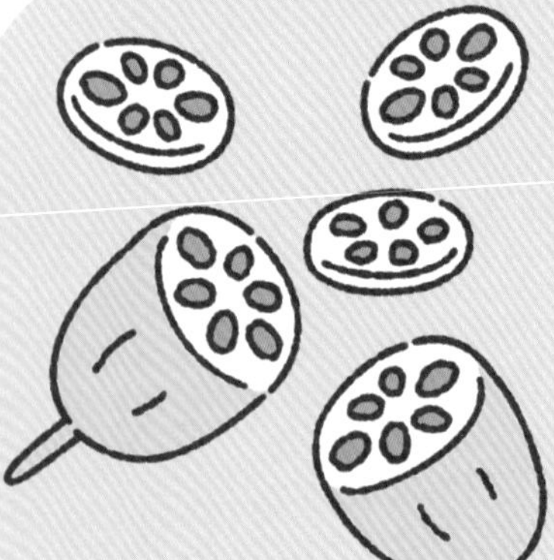

水溶性と不溶性、両方の食物繊維が含まれ、腸内環境を整えます。ほかにビタミンC、カリウム、タンニンも多く、美肌効果や、むくみ解消、老化予防にも効果的です。ゆでると水溶性の栄養素が流れ出るので煮汁ごと食べられる料理がおすすめ。

赤パプリカ

パプリカは食物繊維やカリウム、β-カロテン、ビタミンEなどの栄養が豊富ですが、色により異なります。赤パプリカが優れているのはビタミンCの含有量。ビタミンCにはストレスへの抵抗力を高める作用があり、不足すると気分に影響が出ることも。

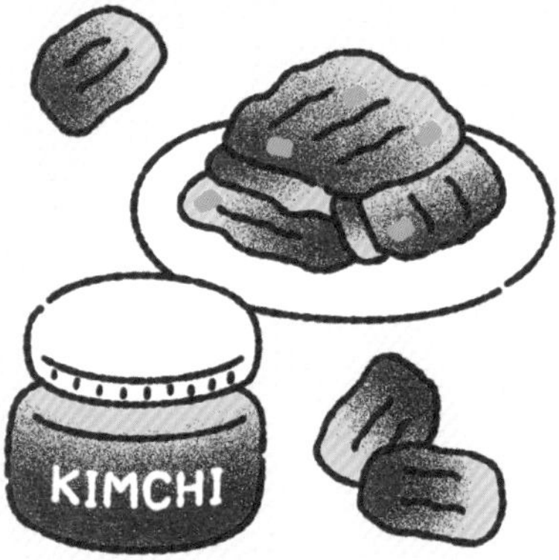

キムチ

乳酸菌が豊富で腸内環境を整えるのに効果的。ストレスや緊張をやわらげるGABAも含まれています。キムチは野菜を生のまま漬けるので、熱に弱いビタミンCなどを壊さずに摂取できます。発酵によりビタミンB群が増え、体の調子を整えます。

ひじき

ひじきに含まれるマグネシウムには神経の興奮を抑える効果があり、精神の安定にもつながります。食物繊維も摂取でき、メンタルと直結する腸内環境を整えるのにもおすすめです。ほかに鉄分、カルシウムも豊富で、骨の強化や貧血予防にも。

油揚げ

油揚げや豆腐などの大豆製品は、幸せホルモン「セロトニン」の原料となるトリプトファンが豊富で、精神の安定や安眠に効果的です。ストレスを軽減するチロシンや、脳の機能を高めるフェニルアラニンも摂取でき、集中力アップや意欲の向上に。

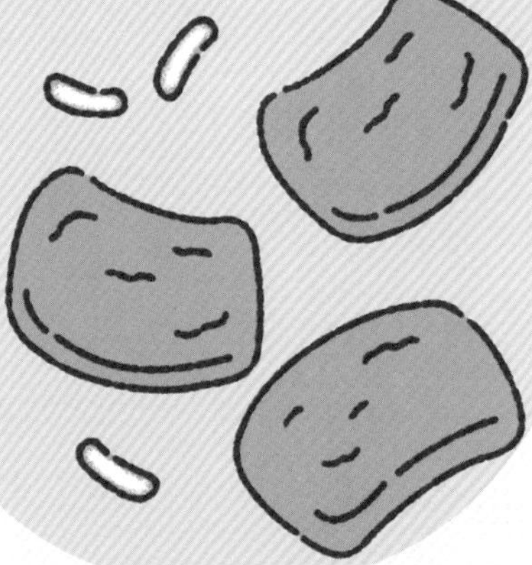

バナナ

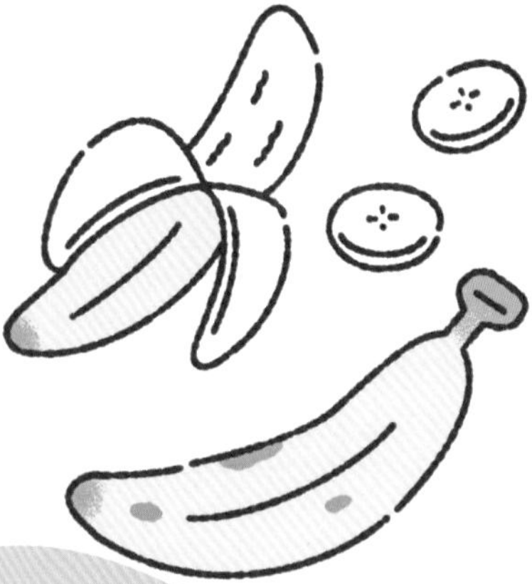

GABAやセロトニンなど神経伝達物質の生成過程で必要なビタミンB_6が含まれ、精神不安定を軽減する効果が期待されています。腸内環境を整える食物繊維も豊富。また、糖質がとれて消化がいいので運動前後のエネルギー補給にも最適です。

高野豆腐

凍らせた豆腐を熟成させ、乾燥させたもの。水分が抜けることで栄養成分が凝縮し、鉄分は豆腐の約5〜6倍、イソフラボンは約4倍も含まれます。植物性タンパク質に加え、タンパク質の一種で腸内環境を整えるレジスタントプロテインが豊富です。

梅干し

植物性乳酸菌が豊富で、悪玉菌を抑制する働きをするカテキン酸も含まれており、相乗効果で腸内環境を整えます。梅に含まれるクエン酸は疲労回復や、カルシウムの吸収を助ける効果も。酸味は食欲を増進するので弱っているときにもおすすめ。

卵

脳の構成材料が不足していることがメンタルの不調の原因だという考えがあります。脳の構成材料すべての栄養素を含んでいるのが完全栄養食といわれる卵です。卵黄に含まれているコリンは、脳を活性化して認知症予防にもなると注目されています。

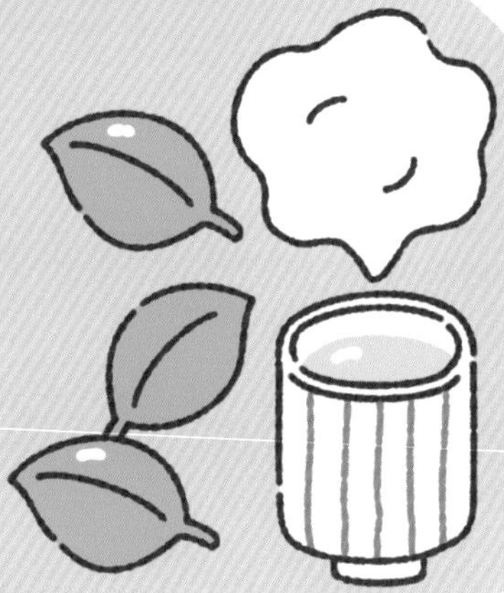

緑茶・紅茶

どちらもアミノ酸の一種であるテアニンが含まれています。テアニンには緊張をやわらげて興奮を鎮める働きがあるといわれており、睡眠の質を高め、リラックス効果をもたらしてくれます。また、カテキンの抗菌作用により感染症の予防にも。

味噌

味噌には幸せホルモン「セロトニン」の分泌を促す働きをするトリプトファンが含まれています。セロトニンには安眠効果や、興奮した神経を鎮める働きがあるとされています。毎日、味噌汁を飲む習慣が、メンタルの安定にもつながります。

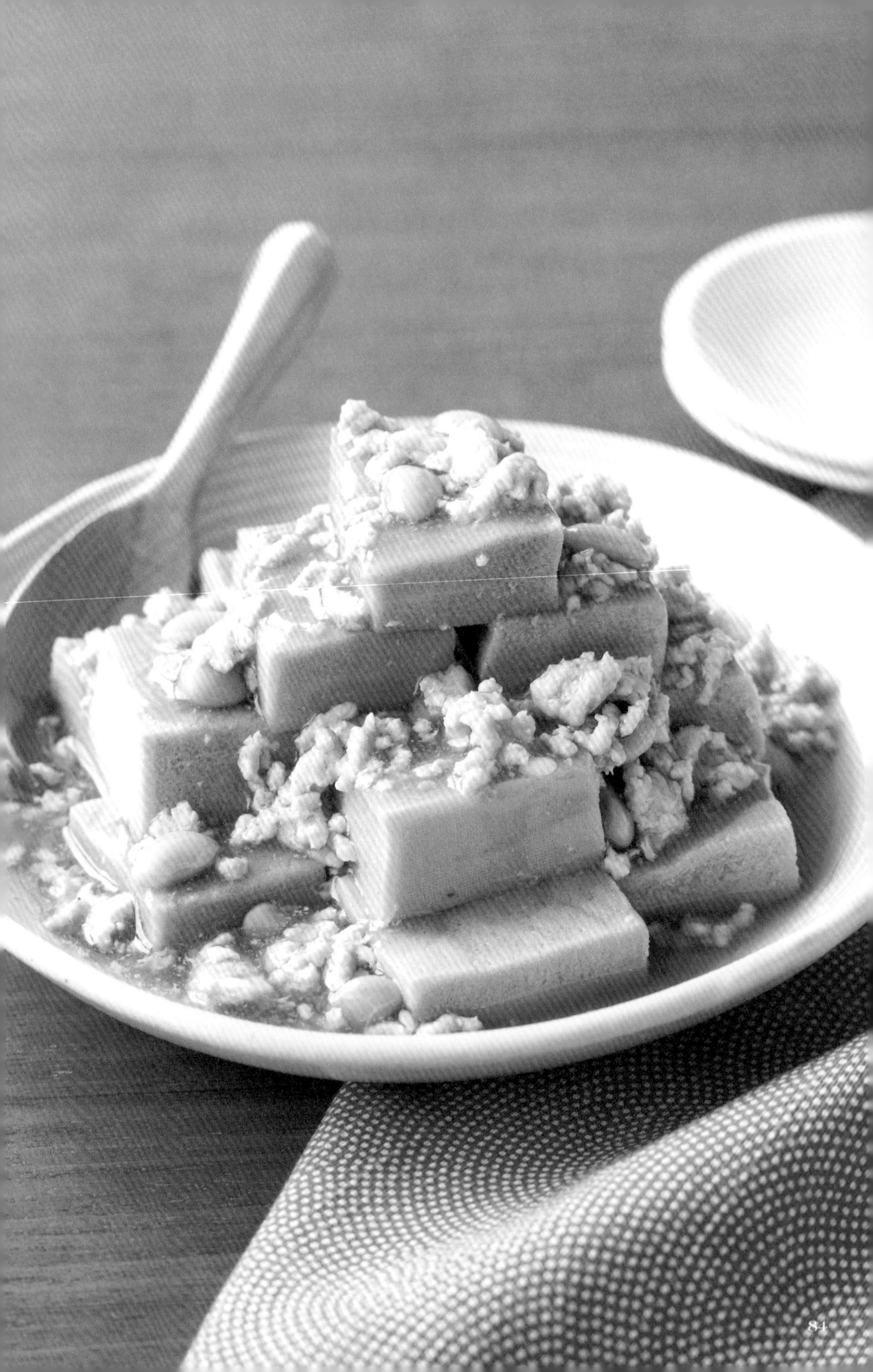

高野豆腐の
そぼろあんかけ

高野豆腐に枝豆を加えれば、大豆摂取は完璧。
鶏ひき肉も加えて、タンパク質も増やしましょう。
あんに片栗粉を入れることでとろみが出て、さらに食欲をそそります。

材料（3人分）

高野豆腐（乾燥50g、4個分）
鶏ひき肉 …… 100g
枝豆 …… 30g
A
- 醤油、料理酒、みりん …… 各大さじ3
- 砂糖 …… 大さじ2
- 和風顆粒だし …… 小さじ1
- 水 …… 400mℓ

水溶き片栗粉 …… 大さじ1⅔
- 片栗粉 …… 小さじ2
- 水 …… 大さじ1

作り方

1 高野豆腐を表示通りに水で戻し、水気を切って、一口大に切る。
2 フライパンに1とAを入れ、中火で煮る。高野豆腐に味がしみこんだら、一旦取り出す。フライパンにひき肉を入れほぐしながら炒め、火が通ったら、枝豆を加えて煮る。火を止め、水溶き片栗粉を回し入れ、とろみをつける。
3 器に高野豆腐を盛り、上から2のあんをかけて完成。

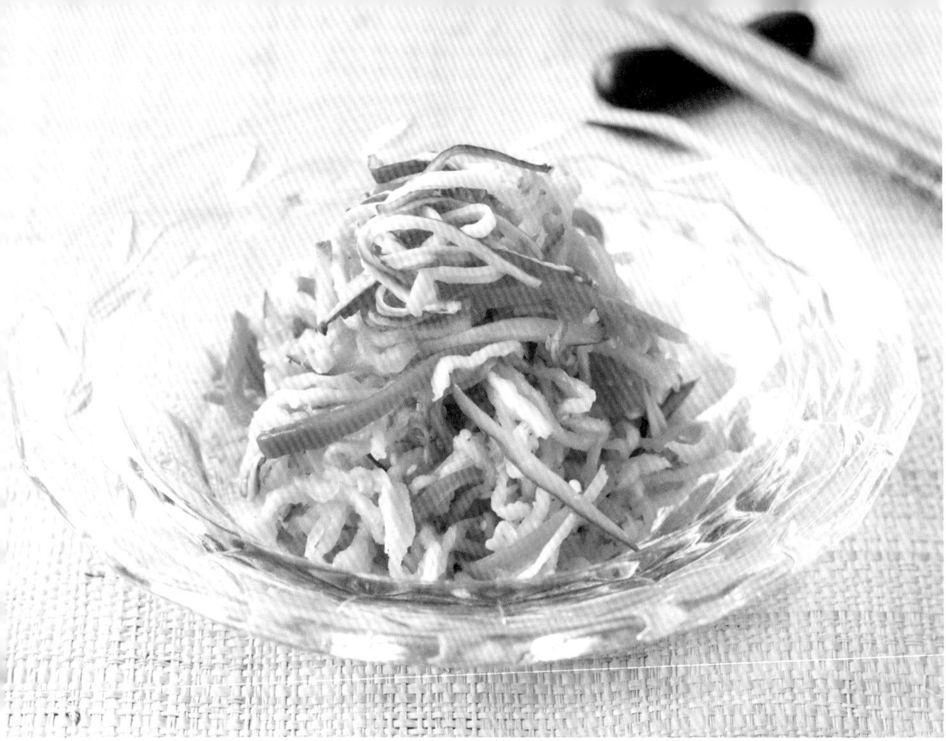

切り干し大根の中華サラダ

切り干し大根には食物繊維やカリウムが多く含まれているので、便秘やむくみの予防にぴったり。お昼ごはんや晩ごはんに追加して、親子でおいしく食べましょう。

材料（3人分）

切り干し大根(乾燥) …… 20g
にんじん …… 1/3本
きゅうり …… 1/2本
かに風味かまぼこ …… 3本

A
酢 …… 大さじ1.5
醤油、砂糖、ごま油 …… 各大さじ1

白いりごま …… 適量

作り方

1 切り干し大根は表示通り水で戻し、水気を切る。にんじんときゅうりは千切りにし、にんじんは耐熱容器に入れ、ふんわりとラップをし、600Wの電子レンジで2分加熱する。かに風味かまぼこは割く。
2 1と**A**を混ぜ合わせ、白いりごまをふったら完成。

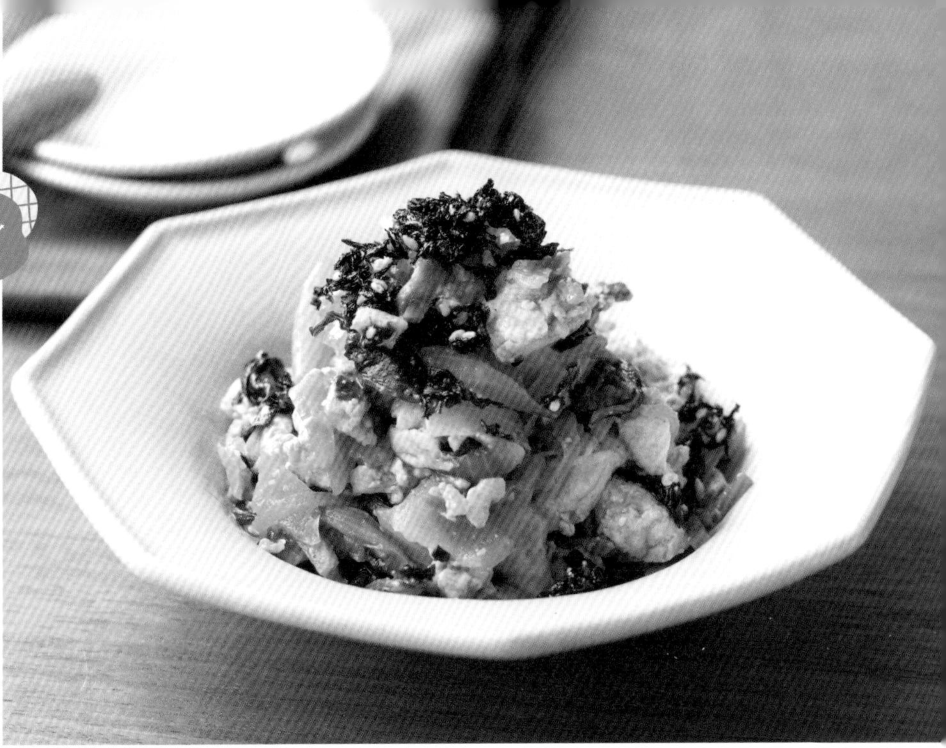

韓国風炒り豆腐

ごま油+コチュジャンで韓国風の味付けにするだけで、ご飯が進む一品が完成します。
韓国のりをのせて味変すれば、二度おいしい!

材料（2人分）

木綿豆腐 …… 1丁
にんじん …… 1/3本
玉ねぎ …… 1/2個
ほうれん草 …… 50g

A
料理酒、醤油、みりん …… 各大さじ1
コチュジャン …… 小さじ1
ごま油 …… 大さじ1

韓国のり …… お好みで

作り方

1 にんじんは千切りにし、玉ねぎは薄くスライスする。ほうれん草は3cm長さに切る。野菜を耐熱容器に入れ、ふんわりとラップをし、600Wの電子レンジで2分加熱する。
2 鍋に豆腐をくずしながら入れ、水分がある程度飛んだら1とAを加え、汁気がなくなるまで炒める。
3 器に盛り、お好みで細かくした韓国のりをふりかけたら完成。

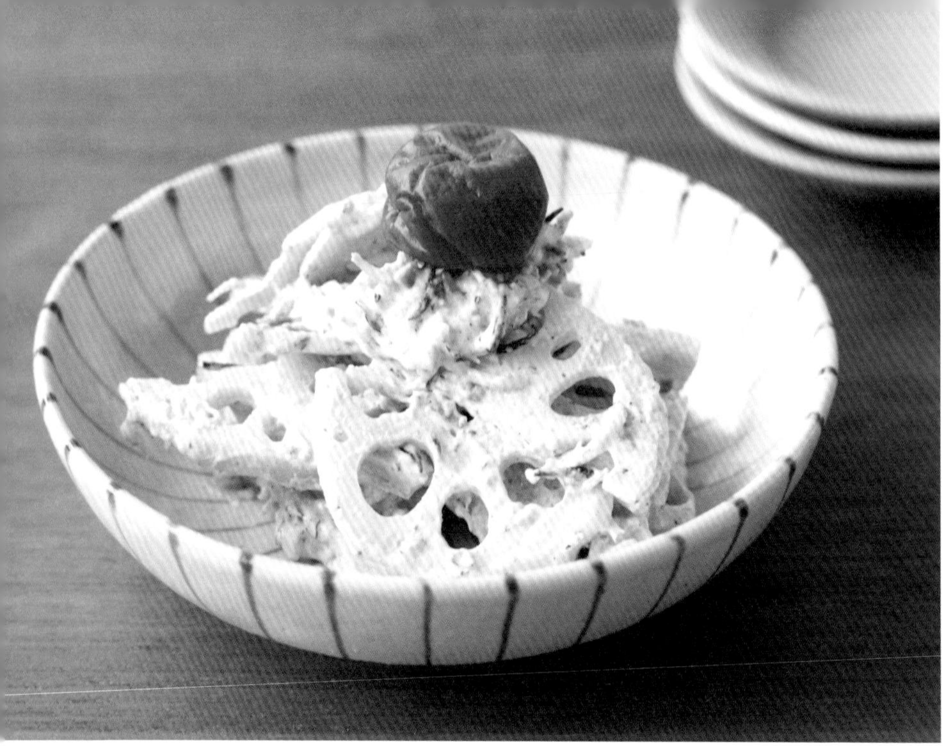

れんこんとひじきの梅マヨ和え

「ひじきは野菜と一緒に食べる」と覚えておきましょう。野菜のビタミンCが鉄の吸収を助けてくれます。煮物にするのもいいですが、梅マヨで和えてみるのはいかがでしょうか。

材料（3人分）

れんこん …… 200g
ひじき（乾燥）…… 2g
しらす …… 15g
梅干し …… 1個

A
マヨネーズ …… 大さじ2
すりごま …… 大さじ1
梅干し …… 2〜3個
醤油 …… 小さじ1

作り方

1 れんこんは5mm幅に薄切りにする。耐熱容器に入れ、ふんわりとラップをし、600Wの電子レンジで2分加熱する。ひじきは表示通り水で戻し、水気を切っておく。**A**用の梅干しは種を取り、ほぐしておく。
2 1としらす、**A**を混ぜ合わせ、よく和える。器に盛り、梅干しをのせたら完成。

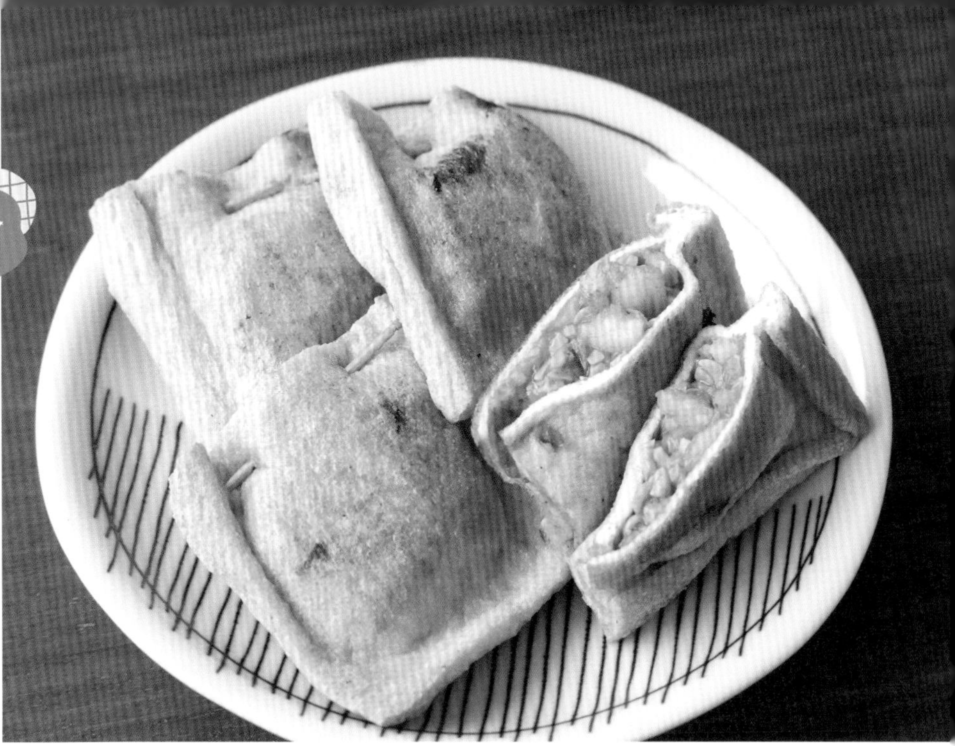

納豆とキムチーズの包み焼き

大豆製品×発酵食品（納豆・キムチ）で腸内環境を整えることができます。
さらに、油揚げで包んで大豆製品をプラス。この一品で脳内ホルモンを活性させましょう！

材料（2人分）

キムチ …… 80g
ひきわり納豆 …… 1パック
（辛子と付属のタレも含む）
油揚げ …… 2枚
とろけるチーズ …… 20g
ごま油 …… 大さじ1

作り方

1 油揚げは必要であれば、油抜きをする。半分に切り、開いて袋状にする。納豆、キムチ、チーズを混ぜ合わせる。

2 油揚げの袋の中に混ぜ合わせたものを入れ、つまようじで中身が出ないように閉じる。フライパンにごま油を入れ中火で熱し、油揚げの両面に焼き色がつくまで焼く。

Yuto's ADVICE of Part 5

腸内を整えて心も健やか！

腸内環境は、自律神経の働きや精神を安定させる幸せホルモンの分泌に関わります。心の健康を守るために、食物繊維が豊富な野菜や果物、キムチなどの発酵食品を食べて腸内を整えましょう。

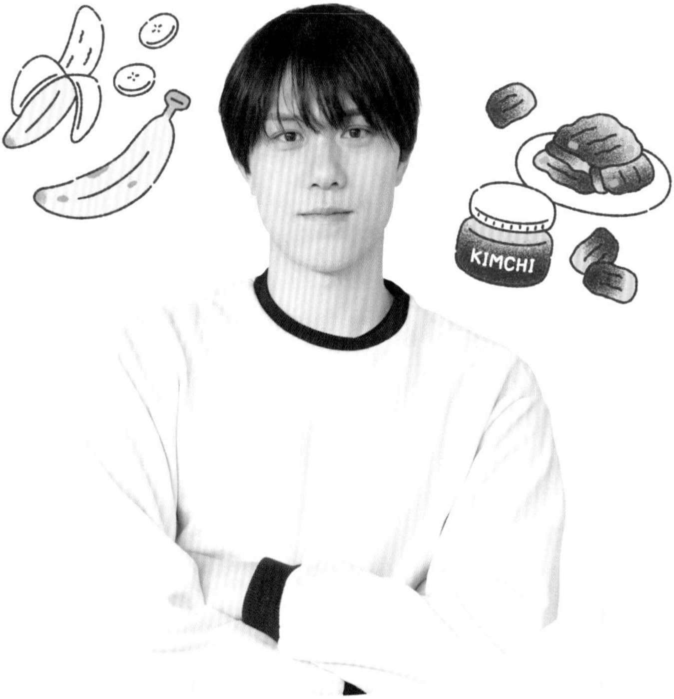

part

6

体の中から
お肌ツヤツヤ

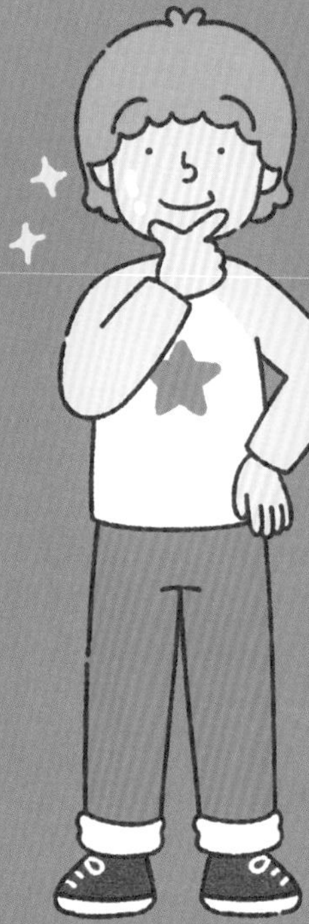

「肌は内臓の鏡」腸内環境を整えよう

思春期にできるニキビ

体質にもよりますが、成長期はホルモンの分泌量が急激に増え、肌の皮脂量が多くなるため、ニキビができる人が多いです。額や鼻などの皮脂が多くてベタつきやすい部分にできやすく、ホルモンバランスが安定すると自然に治ります。これを「思春期ニキビ」といい、時期は人によってまちまちですが、一般的に小学校高学年から中学生の間にできはじめ、高校生でピークを迎え、20歳前後になると落ち着きます。

思春期ニキビの予防には、栄養バランスのよい食事を心がけて体の中からきれいにすることが大切です。糖質や脂質をたくさんとると、ニキビの原因となる皮脂を過剰に分泌させてしまいます。甘いお菓子や揚げ物などは控え、皮脂の量を抑えるビタミンB_2、ニキビの炎症を抑えるビタミンCやビタミンEを積極的にとりましょう。

腸内を整えて乾燥肌を改善

炭水化物や脂質を極端に減らすと、肌を作る栄養が不足し、肌荒れや乾燥肌の原因になります。5大栄養素（P28）をバランスよく食べて肌を健康に保ちましょう。

乾燥肌が気になる方は、乳酸菌などの善玉菌を多く含む発酵食品（納豆、キムチ、ヨーグルトなど）を食べて腸内環境を整えます。その際、善玉菌のエサとなる食物繊維を多く含む食品（ごぼう、さつまいも、海藻、きのこなど）や、オリゴ糖を多く含む食品（豆類、玉ねぎ、バナナなど）を一緒にとると効率よく善玉菌を増やせます。腸内環境が整うと肌の新陳代謝（ターンオーバー）が正常化し、肌の水分量が上がって乾燥肌の改善につながります。

朝食で新陳代謝を正常に

肌のターンオーバーとは、新しい皮膚が生まれて古い皮膚がはがれ落ち、肌が生まれ変わるサイクルのこと。健康的な肌を保つには、この新陳代謝が正常に行われることが重要です。ターンオーバーの周期は個人差がありますが、10代では約20日といわれ、年齢を重ねるほどに長くなります。加齢だけでなく、栄養の偏りや肌の乾燥、生活習慣の乱れ、ストレスなども周期が乱れる原因になります。朝、何かを口に入れると交感神経のスイッチが入り、自律神経が整います。肌の新陳代謝を正常に保つためにも、朝ごはんをきちんと食べることは大切です。

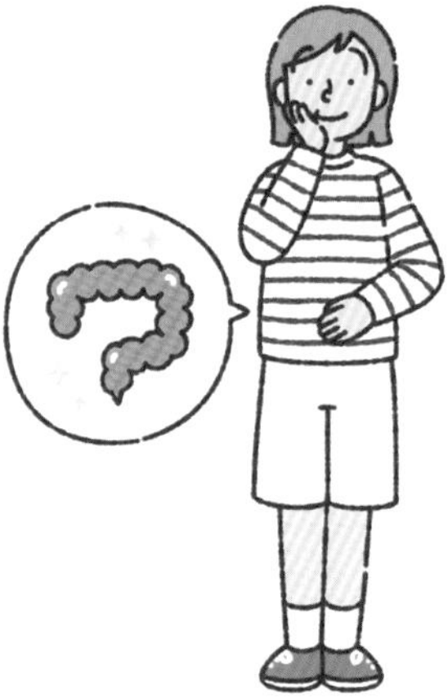

episode

僕が美肌のために気をつけていること

カギはビタミンと発酵食品

体質もあるのか、僕は思春期ニキビがほとんどできず、大人になってからも体調が悪いときに1~2個できるくらいです。

食事で意識しているのは、ビタミンや発酵食品を多くとること。ビタミンの中でも特にビタミンエース（ACE）は美肌効果があるので、日焼け後によくパプリカのマリネやブルーベリーを食べています。ビタミンAは肌の新陳代謝を促進。ビタミンCはシミやくすみの原因となるメラニン色素の生成を抑え、肌にダメージを与える活性酸素を除去する抗酸化作用があります。ビタミンEは血行をよくして、肌トラブルを改善し、健康的な肌づくりをサポートします。

発酵食品を食べているのは、腸内環境を整えるため。腸内環境が乱れると肌荒れや吹き出物の原因にもなります。食材だけでなく味噌や醤油、塩麹といった調味料も発酵食品の1つ。僕は麹などのうまみ成分があるものを料理に積極的に使うので、調味料の量を減らせて減塩にもつながっています。

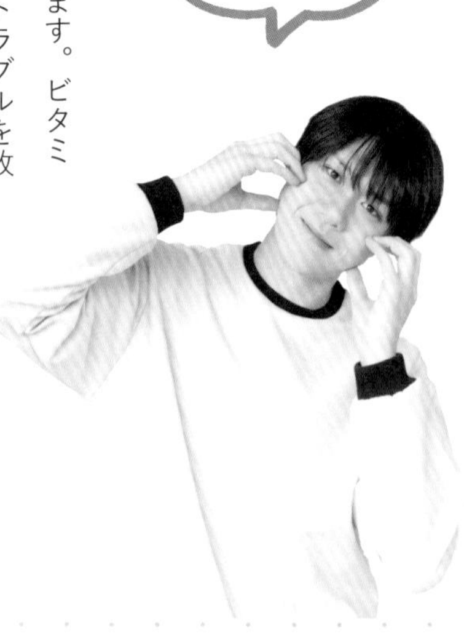

質の悪い油はとらない

肌荒れの原因となる食べ物として、よく揚げ物やスナック菓子があげられます。それは脂質が多く、ニキビや吹き出物の原因となる皮脂が分泌されやすくなるから。さらに質の悪い油が使われがちなのも理由の1つです。僕がきれいな肌を保てているのは、油っぽいものを普段あまり食べていないことも影響しているかもしれません。

油は時間が経つと、空気中の酸素と結合して色やにおいなどが変わり、有害物質が発生します。これを油の酸化といい、酸化した油を大量に摂取すると、体が炎症を起こしたり、老化のスピードが速まったりと健康に影響を与えることがあります。油の酸化を防ぐためには、できるだけ空気に触れさせないこと。たっぷりの油で揚げるよりも、小さいフライパンを使って少量の油で揚げ焼きにする方がおすすめです。

誤解をしてほしくないのが、脂質はエネルギー源として必要なもので、油がＮＧというわけではないということです。酸化しにくい油といわれているオリーブオイルや、青魚に含まれるＥＰＡやＤＨＡといったオメガ3脂肪酸など、質のいい油を上手に取り入れるようにしましょう。

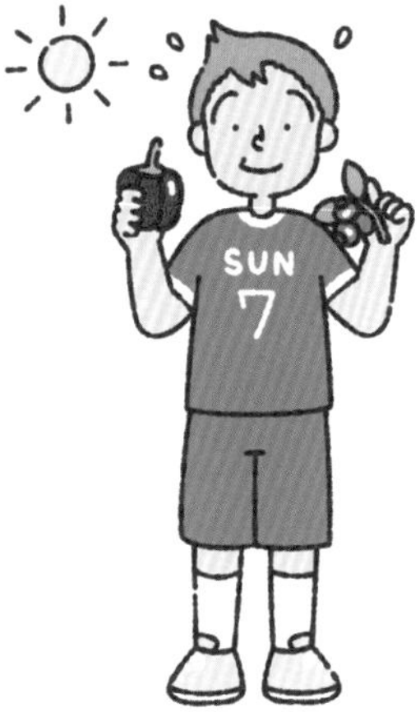

体の中から
お肌ツヤツヤになれる食材

ビタミンエース（ACE）、食物繊維といった肌によい栄養素を意識しましょう。調味料選びや水をたくさん飲むことも美肌のポイント。

きゅうり

ビタミンCが豊富。ビタミンCは皮膚のハリや弾力を保つコラーゲンの生成やシミの元になるメラニン色素の合成を抑える働きがあるため、美肌につながります。ほかに、むくみによいカリウム、整腸作用のある食物繊維も摂取できます。

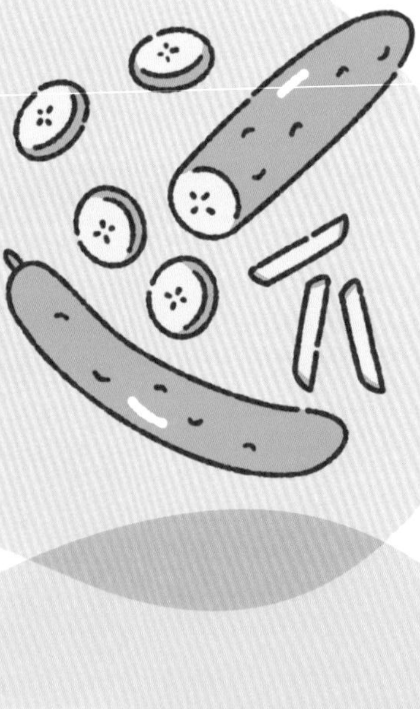

ピーマン

ビタミンCが多く、紫外線からのダメージを軽減してシミを防ぎます。熱に弱いビタミンCですが、ピーマンは組織がしっかりしていて加熱してもほとんど量が減りません。老化防止に役立つβ-カロテンやビタミンE、整腸作用がある食物繊維も豊富。

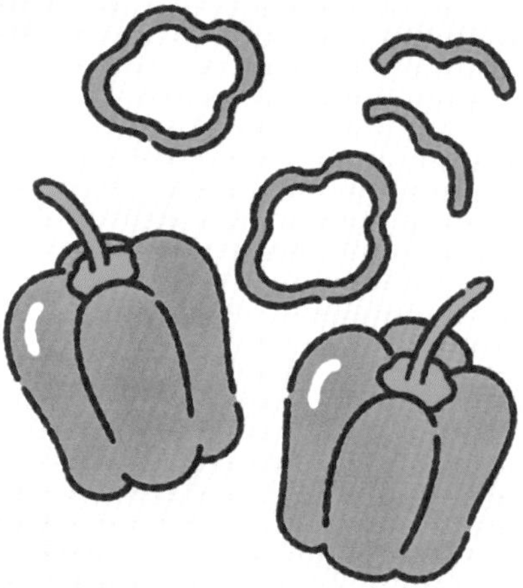

オレンジパプリカ

パプリカはビタミンエース（ACE）がすべて含まれており、美肌や美白に効果的な野菜。色により栄養素が変わりますが、オレンジは赤と黄色、両者の栄養が摂取できるうえに、β-カロテンが豊富なので、肌の老化を遅らせるアンチエイジング効果も。

ごま

ニキビの原因となる皮脂を抑えるビタミンB_2、コラーゲンの生成を助けるビタミンE、体の酸化を防いで肌を若々しく保つ効果があるセサミンなど、肌によい栄養素が豊富。外皮を砕いたすりごまの方が栄養を効率よく吸収できます。

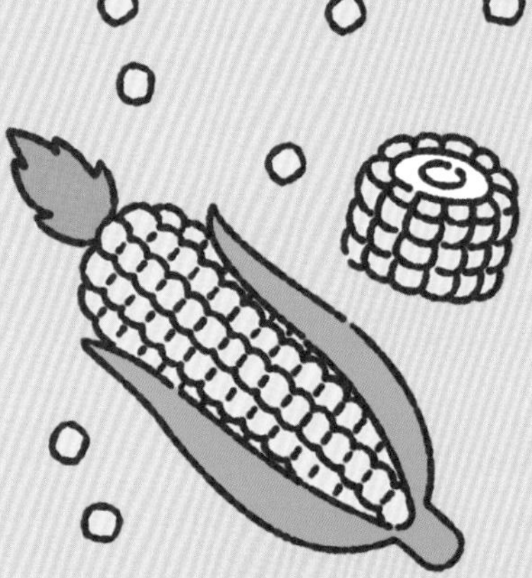

とうもろこし

美肌作りに欠かせないビタミンCや、肌の老化を予防するビタミンE、肌の健康を保つβ-カロテン、コラーゲンの合成を促成する亜鉛など、美容にうれしい栄養がたくさん。食物繊維も多く、腸内環境を整えて肌の新陳代謝を正常にします。

ごま油

ごま油の主成分の1つ、リノール酸には高い保湿効果があり、肌荒れやニキビなど肌トラブルの予防にも役立つといわれています。また、アンチエイジング効果が期待されるポリフェノールの一種、ゴマリグナンという成分も含まれています。

たくあん

美肌に効果的なビタミンCが、かぼすやゆずなど果物に匹敵するほど豊富。発酵食品なので植物性の乳酸菌が多く含まれ、腸内環境を整えて肌の健康を守ります。塩分が多いので気になる方は体内の塩分を排出するカリウムを含む食材と合わせると◎。

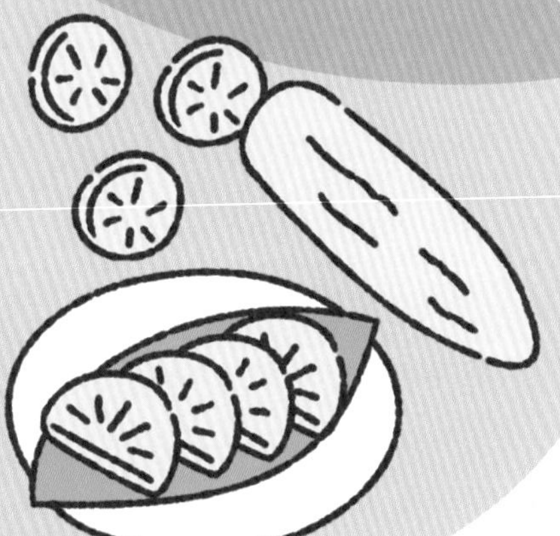

麹

多くの酵素が含まれており、ビタミンの生成や消化のサポート、腸内の善玉菌を増やすなど美容面でうれしい効果がたくさん。麹から発見された「コウジ酸」は厚生労働省に美白有効成分として認可され、シミなどの発生を抑えるといわれています。

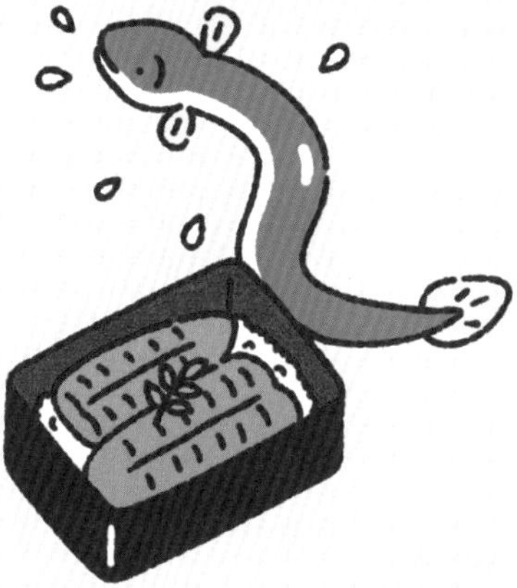

うなぎ

疲労回復に役立ち、スタミナをつけるために食べることも多い。タンパク質、ビタミンA、B群、D、E、亜鉛、鉄分、カルシウム、DHAやEPAと含まれている栄養素の種類が多く、なかでもビタミンB_2は、皮膚や髪、爪などを健康に保つ手助けをします。

水

水をたくさん飲むと、肌が健康的に生まれ変わる周期が整い、新陳代謝が促進されるといわれています。水分が不足すると古い細胞が十分にはがれ落ちず、肌荒れの原因になることもあります。1日に1.2ℓ程度を目安に水分補給をしましょう。

牡蠣

肌によいビタミンCのほか、亜鉛も豊富。亜鉛は細胞の生まれ変わりを助け、皮膚や髪の元となるタンパク質の新陳代謝を促すため美肌や美髪につながります。ビタミンCは亜鉛の吸収率を高めるのでレモンを搾って食べるとさらに効率的です。

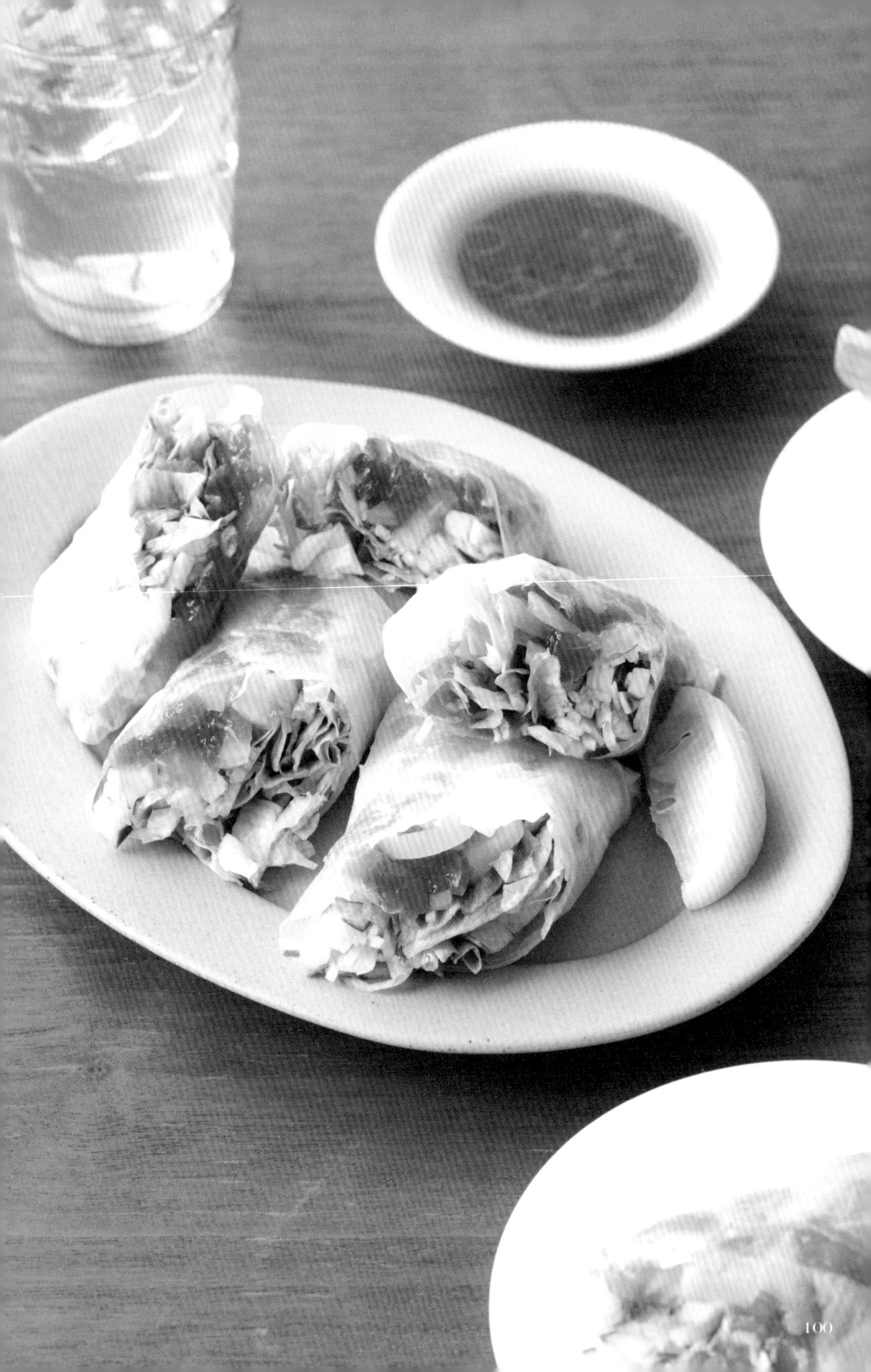

トロたく生春巻き

きゅうりとたくあんで歯ごたえも楽しめる一品。
色鮮やかなので、食卓を一気に明るくしてくれます。
食べづらい子は手づかみで食べてもOK！

材料（春巻き4つ分）

まぐろ(刺身用) …… 150g
きゅうり …… 1/2本
レタス …… 70g
たくあん …… 5枚
醤油 …… 大さじ1
生春巻きの皮 …… 4枚

A
酢、醤油、ごま油 …… 各大さじ1
砂糖 …… 小さじ1強

作り方

1 きゅうりは千切りにし、レタスは短冊状に細く切る。まぐろは包丁でたたいて、細かくする。たくあんは細く切る。
2 まぐろとたくあんと醤油を和える。春巻きの皮を水で濡らし、中央にレタスを敷く。その上にきゅうりをのせ、レタスの下にまぐろをおき、空気が入らないように包む。
3 斜め半分に切り、混ぜ合わせた**A**をつけて食べる。

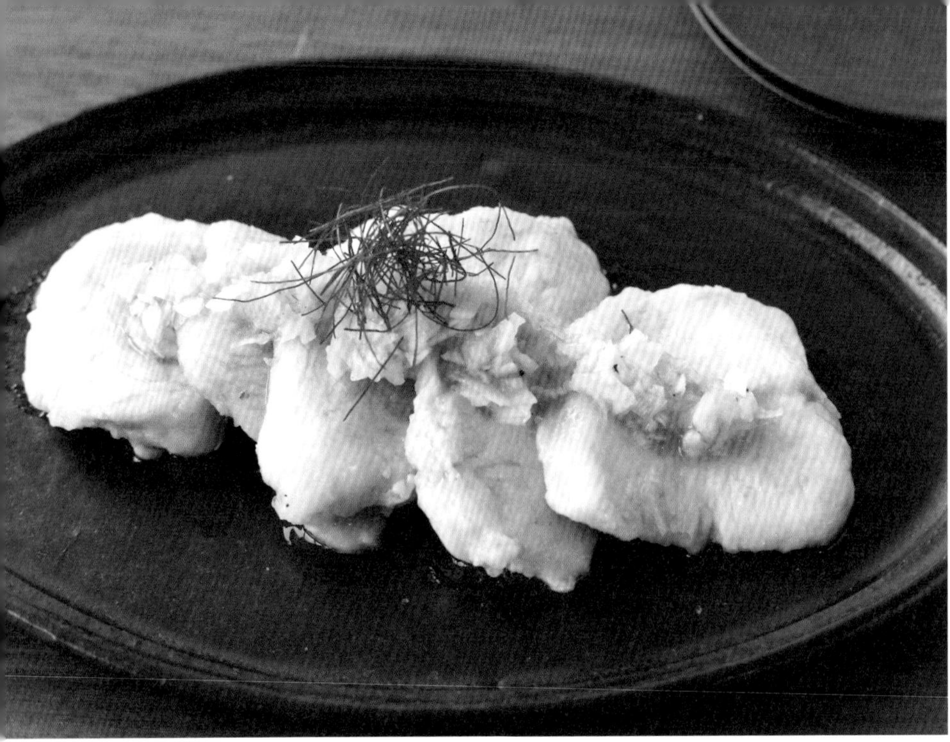

鶏ハムのタン塩風

ビタミンB群や亜鉛を豊富に含む鶏むね肉には、良質な筋肉を作るだけでなく、
新陳代謝を促す効果もあります。ごま油と鶏がらスープの素で食欲アップのメインおかずに。

材料（3人分）

鶏むね肉 …… 300g
片栗粉 …… 大さじ1
ごま油 …… 大さじ1
長ネギみじん切り …… 大さじ2
糸唐辛子 …… お好みで

A
ごま油 …… 大さじ1.5
鶏がらスープの素、レモン汁、
にんにくチューブ …… 各小さじ1
砂糖 …… 小さじ1/2

作り方

1 鶏むね肉は皮を取り、フォークで数カ所さし、5mm幅に切る。ポリ袋に鶏肉、片栗粉を入れ、よく揉み込む。長ネギはAと混ぜ合わせてタレを作る。
2 フライパンにごま油を入れ中火で熱し、鶏肉を入れ、1分焼く。裏返して蓋をし、弱火で2分蒸し焼きにする。
3 2を器に盛り、タレをかけ、お好みで糸唐辛子をのせて完成。

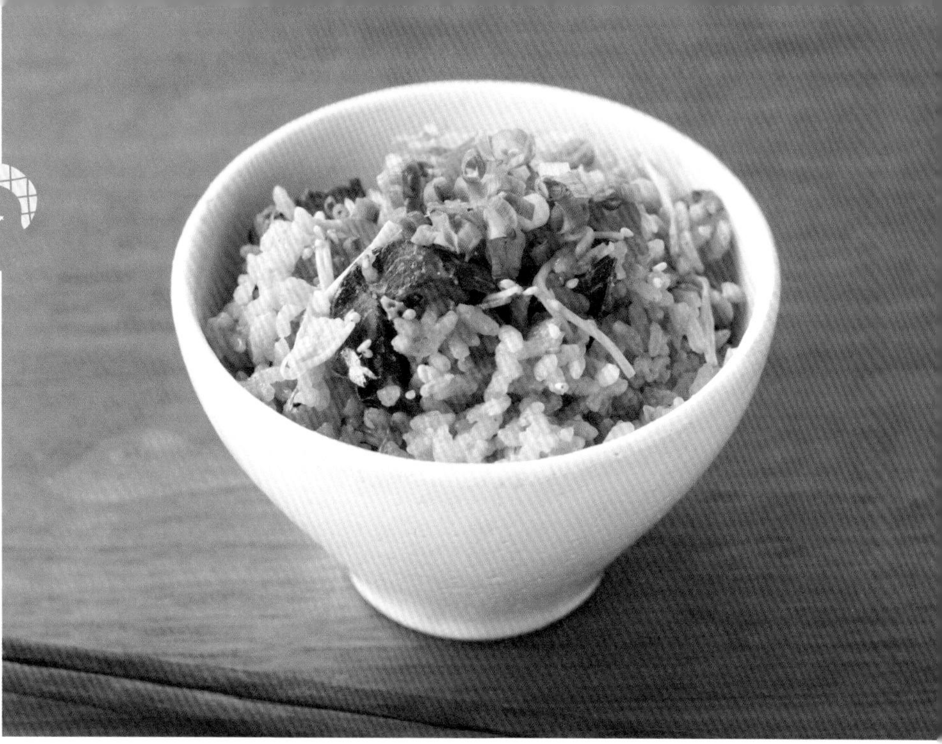

サバ味噌炊き込みご飯

食が進まないお子さんのために、炊き込みご飯のレシピを考案しました！
炊飯器に具材を入れてスイッチを入れるだけの簡単レシピ。
バターが隠し味です。おにぎりにしても〇。

材料（お米3合分）

米 …… 3合
サバ味噌缶 …… 1缶
にんじん …… 1/3本
えのき …… 1/2袋

A
醤油 …… 大さじ2.5
みりん、料理酒 …… 各大さじ1.5

有塩バター …… 20g
小ネギ …… お好みで

作り方

1 にんじんは千切りにする。えのきは石づきを切り、ほぐす。米を研ぎ、にんじんとえのき、サバ味噌缶を汁ごと入れ、Aを加え、3合の目盛りのところまで水を入れて、炊飯する。
2 炊けたらバターを入れ、サバをほぐし全体的に混ぜる。茶碗に盛り付け、お好みで小ネギをのせたら完成。

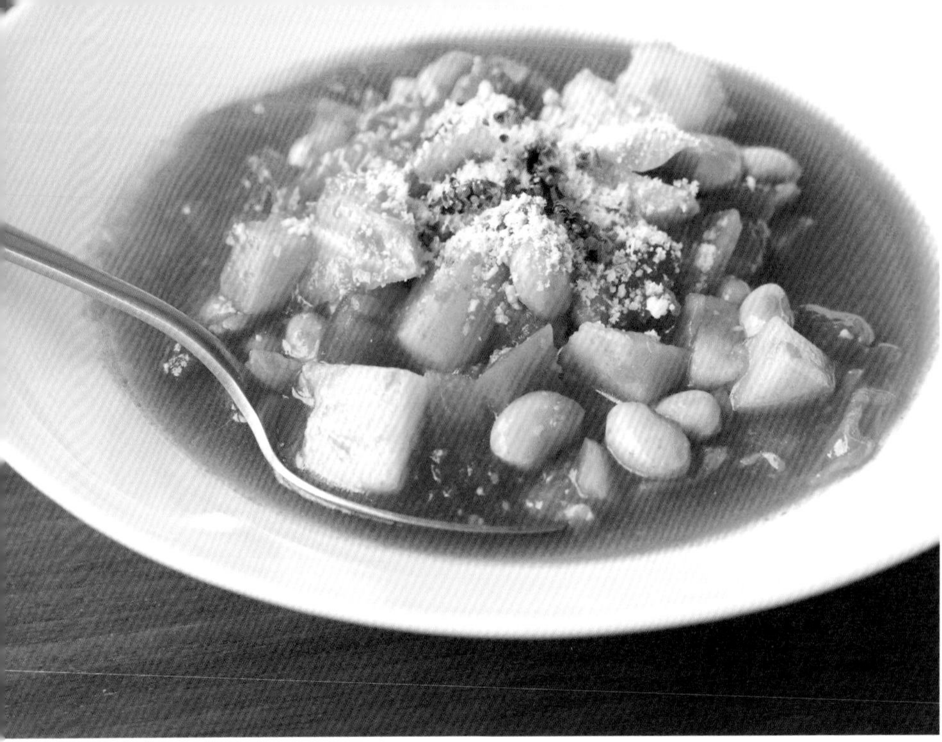

塩麹入りミネストローネ

「なんだか子どもに元気がない……」と感じたら、鉄の吸収を促進する麹を取り入れてみましょう。時短のために、野菜はレンチンで4分!

材料(4人分)

玉ねぎ …… 1/2個
にんじん …… 1/3個
キャベツ …… 1/6個
じゃがいも …… 1個

大豆水煮 …… 100g
にんにくチューブ …… 小さじ1
オリーブオイル …… 大さじ1
パセリ、粉チーズ …… 各少々

A
カットトマト缶 …… 1缶(400g)
水 …… 200mℓ
コンソメ …… 大さじ1/2
塩麹 …… 大さじ1
砂糖 …… 小さじ2

作り方

1 にんじんと玉ねぎ、じゃがいもは1cm角の角切りにする。キャベツは食べやすい大きさにざく切りにする。にんじん、玉ねぎ、じゃがいもを耐熱容器に入れ、ふんわりとラップをし、600Wの電子レンジで4分加熱する。
2 鍋にオリーブオイルとにんにくを入れて熱し、香りが立ったら、1を炒める。野菜に火が通ったら、Aと大豆を入れ、10分程度煮込む。
3 器に盛り付け、パセリと粉チーズをふって完成。

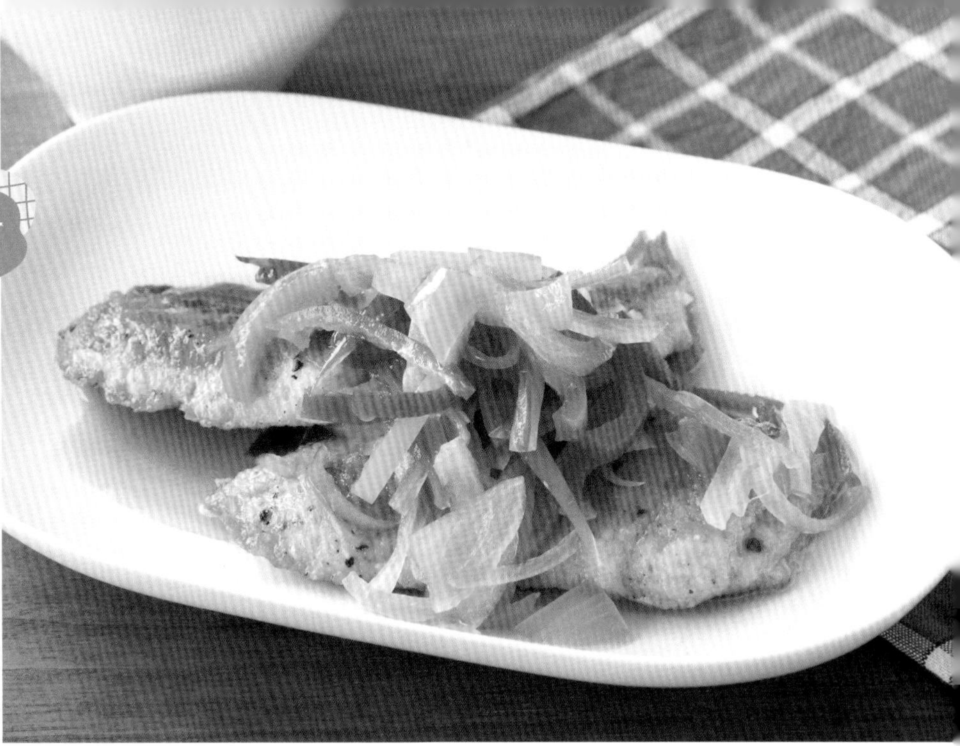

鮭のマリネ

鮭のタンパク質とパプリカ・ピーマンのアンチエイジング効果で、
親子で美肌&美髪を目指しましょう。お酢を使ったソースは夏バテにも効果バツグン!

材料（2人分）

生鮭 …… 2切れ
塩胡椒 …… 少々
片栗粉 …… 大さじ1
オリーブオイル …… 大さじ1

玉ねぎ …… 1/2個
ピーマン …… 1個
赤、黄パプリカ …… 各1/2個

A
酢 …… 大さじ4
醤油 …… 大さじ2
砂糖 …… 大さじ3
水 …… 100mℓ

作り方

1 玉ねぎを薄くスライスする。ピーマンとパプリカは種とワタを取り、細切りにする。切った野菜を耐熱容器に入れ、ふんわりとラップをし、600Wの電子レンジで3分加熱する。**A**を全て混ぜ合わせ、野菜と和え、冷蔵庫で冷やしておく。
2 鮭はキッチンペーパーで水分を取り、塩胡椒を両面にふり、片栗粉をまぶす。フライパンにオリーブオイルを入れ、中火で熱し、鮭の両面を焼く。
3 1に鮭を入れ、味が染み込むまでおき、盛り付けて完成。

Yuto's ADVICE of Part 6

ビタミン補給で肌をケア！

ビタミンエース（ACE）は免疫力アップに加え、肌にもうれしい効果がたくさん。毎日、野菜や果物を食べてビタミン補給を。腸内環境が乱れると肌荒れの原因に。調味料も発酵食品を意識してみましょう。

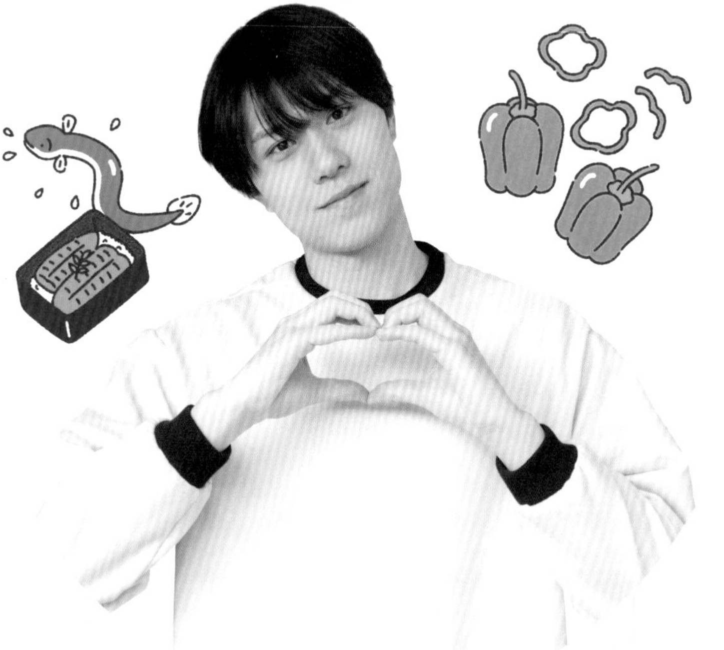

part

7

食べれば食べるほど「伸びる」おやつ

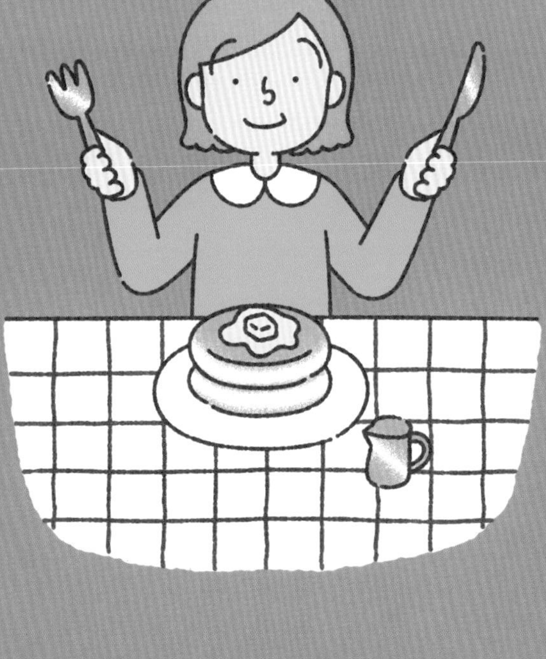

learning

子どものおやつは「補食」として考えよう

栄養を補う第4の食事

子どものおやつは、甘いお菓子を食べるお楽しみではなく、〝第4の食事〟といわれるほど重要な役割を果たしています。

幼児期は成長や活動のために多くのエネルギーや栄養が必要ですが、消化吸収力が未熟で胃が小さいため、一度にたくさんの量を食べられません。だから3食で摂取しきれない栄養を補うための「補食」としておやつを食べます。

1日に必要なおやつの量は、体格や運動量、食事量などによりますが、2歳までは150kcal、3歳以降は200kcalほどです。幼児だけでなく、体が大きくなる成長期や、活動量が多いスポーツをする人にとっても補食は重要です。

たとえばカルシウムは、12〜14歳男子で1日に約1000mg、女子は約800mgも必要ですが、3食だけでとるのは大変な量です。ほかにも不足しがちな鉄分、ビタミンC、食物繊維などはおやつで補う必要があります。

おやつの時間は1日に1〜2回。朝昼晩の食事から2〜3時間あくように、朝10時、15時を目安にするとよいでしょう。だらだら食べると次の食事に影響が出てしまうので、きちんと時間を決め、必要な量だけお皿に出して与えましょう。

理想のおやつとは？

おやつには、エネルギー源となる炭水化物（ご飯やパン、いもなどに多い）、ビタミンやミネラル、食物繊維が豊富なフルーツ、カルシウムがとれるヨーグルトや牛乳、チーズなどを与えるのが望ましいです。おにぎりは具材にチーズや野菜を入れるなどして必要な栄養を組み合わせやすく、手軽に作れておすすめです。

スナックなどの市販のお菓子は脂質が多く、体に必要なビタミンやミネラルも少ないため、「補食」とすることはおすすめできません。しかし、おやつは心の栄養にもなるので、楽しみの1つとして、市販品もたまにはOK。与えるときは、食品表示を見て、できるだけ添加物や保存料、香辛料などが少ないものを選びましょう。

また、甘いお菓子を食べると、血糖値が急激に上下しやすい傾向があります。血糖値が急激に下がると、もっと食べたいと脳が渇望し、過食につながるので注意が必要。牛乳を一緒に飲んだり、お菓子を果物に替えたりして血糖値の上昇をゆるやかにし、過食を抑えるようにしましょう。

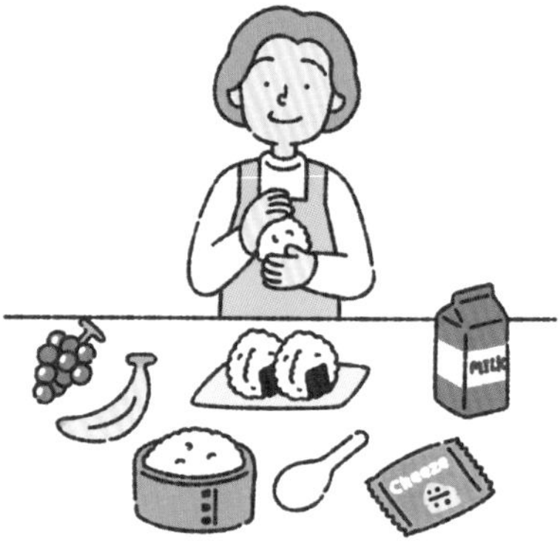

episode

おやつで「さらに」高身長になりました！

定番おやつはお好み焼き

小・中学生のときは、ほぼ毎日、学校から帰ってきたら水泳かサッカーの練習に行っていて、運動量が多い子どもでした。成長に必要な栄養に加えて、運動でエネルギーを消費するので、練習前は家でおやつ、練習直後は牛乳とバナナをとり、帰りのバスの中でお弁当を食べていました。

練習前に母がよく作ってくれたのは、お好み焼きです。野菜を入れて具だくさんにし、タンパク質と野菜がとれるように工夫されていました。母も仕事をしていて忙しかったので、何も考えずにさっと作れて効率よく栄養がとれるものを考えたようです。

ほかに、子どもの頃のおやつで覚えているのは、ポテトフライ、スイートポテト、ホットケーキ。いもは糖質がとれてエネルギー補給になり、ホットケーキは生地に野菜の粉末やすりおろしたにんじんが混ざっていて、タンパク質と野菜が一緒にとれるように考えられていました。

もちろん手作りだけではなく、たまにはお楽しみとして市販のお菓子も食べていましたが、スナック菓子やファストフードを食べる頻度は少なかったように思います。

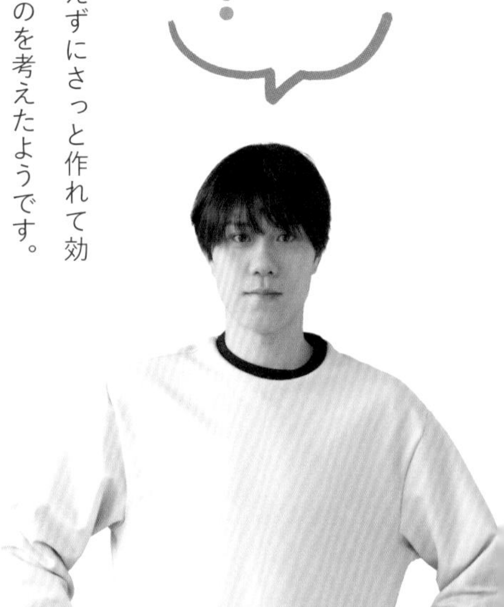

スナック菓子は塩分や糖分も多く、過剰摂取するとカルシウムの吸収を低下させるリン酸という栄養素が含まれているので、母が気をつけてくれていたのだと思います。

子どもがとるプロテイン

骨や筋肉などの材料となるタンパク質は、成長期には欠かせない栄養素ですが、3食の食事だけでは必要な量をとりきれず、不足しがちな子どもが多いです。足りない分をおやつで補うのが理想ですが、食材からだけでは難しい場合は、プロテインを利用するのもよいと思います。

体を鍛える大人が飲むイメージが強いと思いますが、子ども用のプロテインもいろいろな種類が販売されています。ただ、子どもは味がおいしくなければ、なかなか続きません。そのまま飲むのは抵抗がある子もいるので、この本のレシピで紹介しているように、おやつの中に混ぜ込む方法もおすすめです。イチゴやチョコといったフレーバーがついているものを選べば、違和感なくなじみ、おいしく食べながら自然とタンパク質をとることができます。

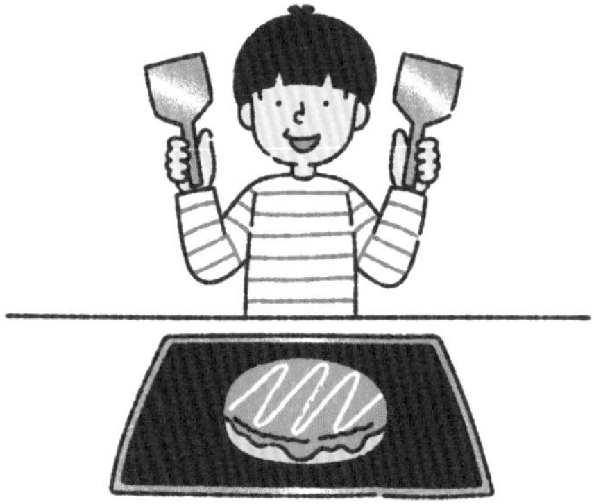

食べれば食べるほど「伸びる」食材

フルーツ、ナッツ、いも、乳製品などをおやつに取り入れて。
タンパク質をはじめ、食事だけでは補いきれない栄養を補給します。

ブルーベリー

ビタミンC、ビタミンE、食物繊維、鉄分や亜鉛などの栄養が豊富です。肌の健康や免疫力アップ、骨の強化におすすめ。ポリフェノールの一種、アントシアニンが含まれており、目の疲れにも◎。冷凍も便利です。

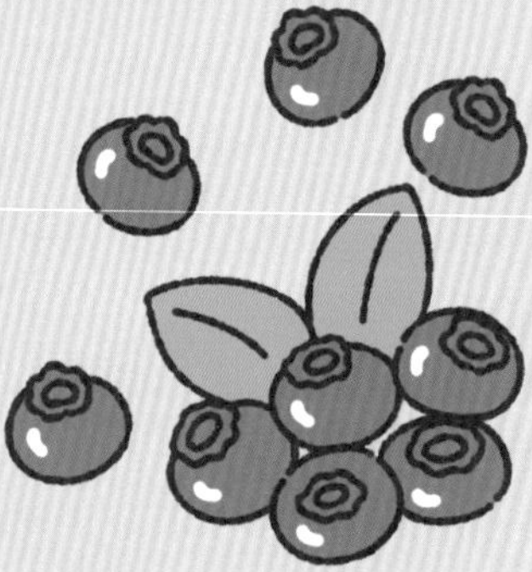

ドライフルーツ

水分が抜けることで栄養が凝縮されており、少量でも栄養満点で、生のフルーツより効率よく摂取できます。フルーツの種類によりますが、各種ビタミン、食物繊維、亜鉛や鉄分などが含まれており、自然な糖分がエネルギー補給になります。

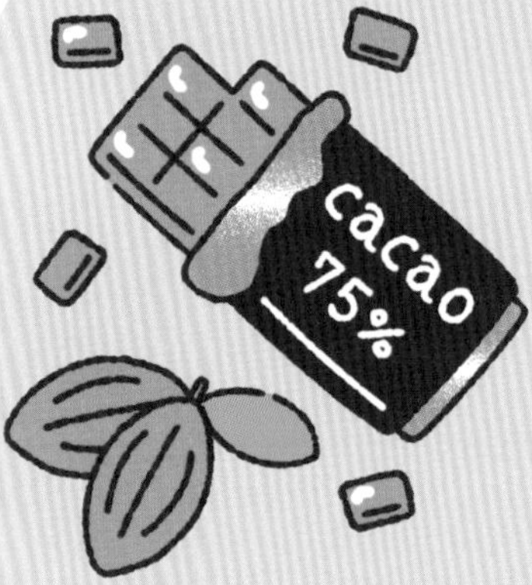

ダークチョコレート

チョコレートの原料、カカオマスの含有量が40%以上のもの。抗酸化作用があるカカオポリフェノールが豊富で、肌の老化を防ぐ、腸内環境を整えるなど、健康効果があるといわれています。脂質が多いので1日20〜30gを目安に食べるのがおすすめ。

クリームチーズ

チーズの中では脂質が多めでエネルギーの補給に。乳脂肪に含まれる短鎖・中鎖脂肪酸は体内で燃焼されやすく、体脂肪になりにくいといわれています。肌によいビタミンA、E、B_2が含まれており、タンパク質やカルシウムも摂取できます。

オートミール

オーツ麦を食べやすく加工したもの。植物性タンパク質が豊富で、ビタミンB群、ビタミンE、鉄分や亜鉛、カルシウム、食物繊維など各種栄養素がバランスよく摂取できます。シリアルのように牛乳やヨーグルトなどと合わせるのが手軽です。

さつまいも

炭水化物や糖質がとれてエネルギー補給になり、食物繊維、ビタミンC、ビタミンE、ビタミンB群、カルシウム、鉄分など不足しがちな栄養を同時に摂取できます。皮にも栄養が多いので、丸ごと食べられる焼きいもがおすすめです。

ナッツ類（くるみ）

ビタミンやミネラルのほか、筋肉強化に効果があるアルギニン、食物繊維が豊富で満腹感も得られます。特にくるみは体内で合成できない必須脂肪酸の1つ、オメガ3脂肪酸がナッツ類で最も多く、血流をよくし、メンタルによいトリプトファンも含まれています。

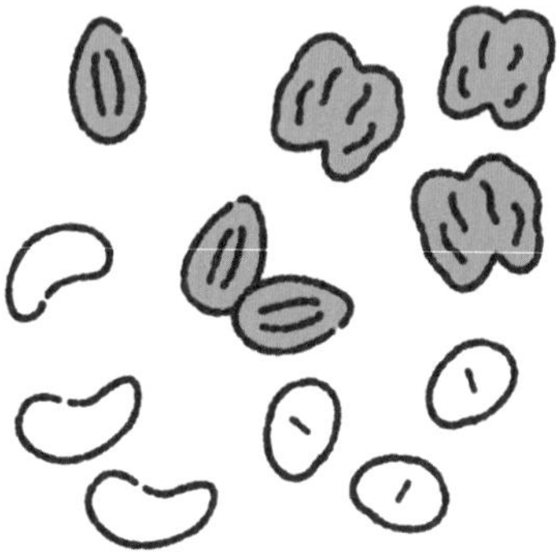

米粉

米を粉末にしたもの。もちもち、しっとりとした食感になり、揚げ物はサクッと仕上がります。アミノ酸がバランスよく含まれ、タンパク質、炭水化物、ビタミンB_1、ビタミンEなどが豊富。グルテンを含まないので、小麦アレルギーの方にも。

ギリシャヨーグルト

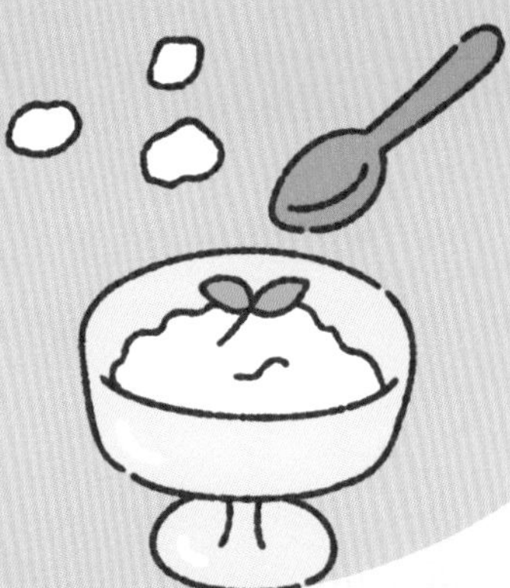

普通のヨーグルトよりタンパク質量が多いのが特徴。濃厚でクリーミーな味わいで、水分が少なく腹持ちがいいので運動前のおやつにもぴったり。腸内を最適な状態に保つプロバイオティクスが豊富で、メンタルや肌の調子を整えるのにも効果的。

きな粉

大豆が原料なので、良質な植物性タンパク質をはじめ、カルシウム、鉄分、ビタミンB群、食物繊維など子どもの成長に欠かせないさまざまな栄養素が摂取できます。和菓子だけでなく、牛乳に混ぜる、ヨーグルトにかけるなど、日常的に使えます。

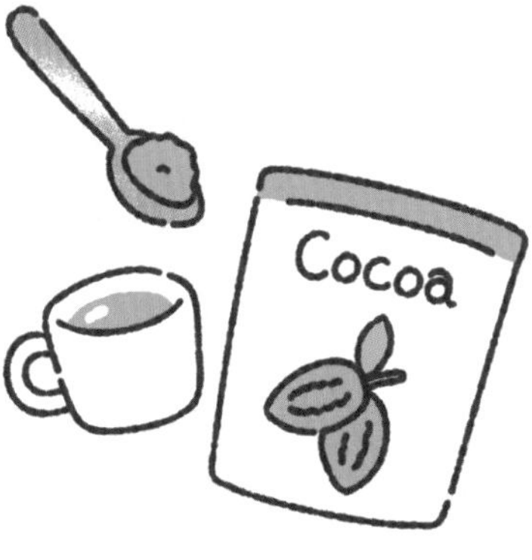

ココア

飲料の中でも栄養価が高く、タンパク質、脂質、カルシウム、鉄分、ビタミンB群、食物繊維などが豊富。カカオポリフェノールは老化や生活習慣病の予防にも効果的です。ほろ苦さの元、テオブロミンは自律神経の働きを調整し、リラックス効果も。

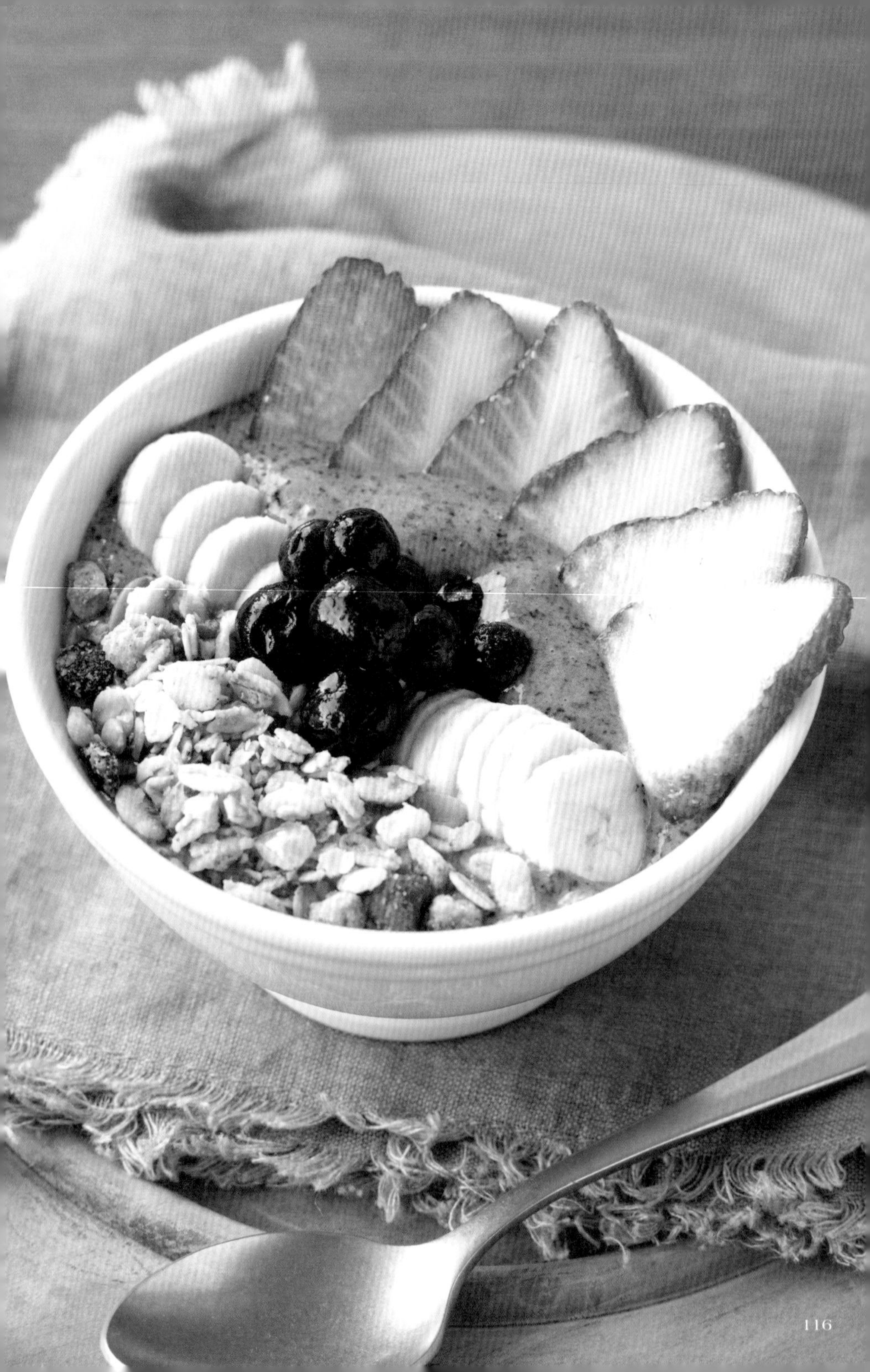

プロテイン入り アサイー風ボウル

タンパク質を補うために、プロテインを混ぜるのがおすすめです。プロテインが苦手な子も、デザートに取り入れればおいしく楽しく食べてくれます。グラノーラをのせてカルシウムも。

材料（2人分）

ブルーベリー（冷凍）…… 200g
バナナ …… 2本
プレーンヨーグルト（無糖） …… 120g
牛乳 …… 50mℓ
はちみつ …… 大さじ1
プロテイン（イチゴ味）…… 15g

トッピング用

イチゴ …… 適量
ブルーベリー …… 適量
バナナ …… 1本
グラノーラ …… 適量

作り方

1 ミキサーにトッピング以外の材料を全て入れ、攪拌する。
2 器に入れ、上に食べやすく切ったバナナとイチゴ、ブルーベリー、グラノーラを盛り付ける。

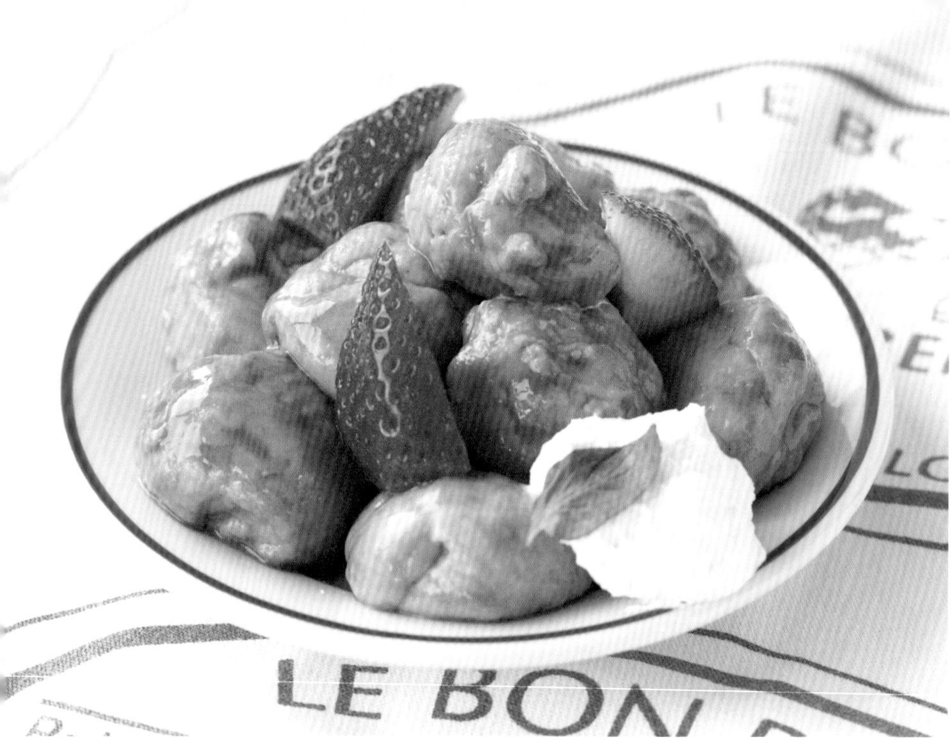

プロテインチョコ餅

プロテインを加えた生地を丸めて、生クリームやイチゴを添えたら、かわいいスイーツの出来上がり！
簡単にできるので、親子で作ってみるのもおすすめです。

材料（作りやすい分量）

牛乳 …… 300mℓ
片栗粉 …… 45g
砂糖 …… 30g
プロテイン(チョコ味) …… 大さじ3

トッピング用

プロテイン(チョコ味) …… 大さじ1
イチゴ …… 適量
生クリーム …… 適量

作り方

1 フライパンに片栗粉と砂糖を入れ、混ぜる。牛乳にプロテインを入れ、シェイカーで振り、フライパンに加え、全体を混ぜる。
2 火をつけ、弱火で熱を加えながら粘りがでて餅状になるまで木べらでかき混ぜる。
3 手で一口大に小さく丸め、氷水に入れる。氷水から取り出し、トッピング用にプロテインを粉のまま上からかけ、イチゴやクリームを添えたら完成。

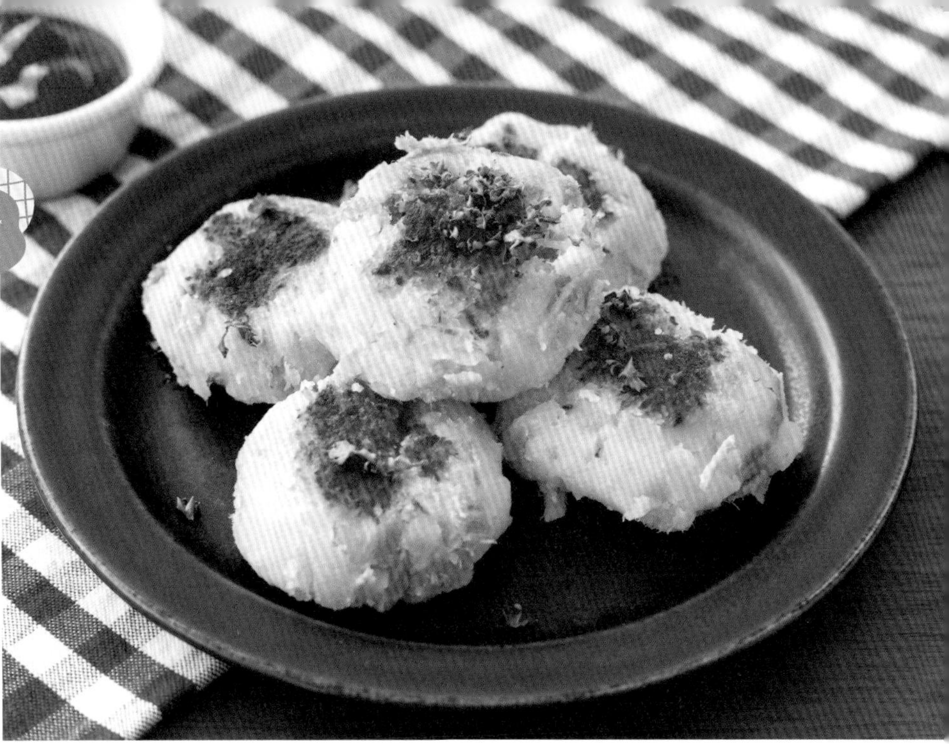

じゃがいもとツナのおやき

ツナでタンパク質、じゃがいもで糖質を補える、「補食」にぴったりの一品です。
運動前に食べて、エネルギーをしっかり補給しましょう。

材料（3人分）

じゃがいも …… 中3個
ツナ缶(水煮) …… 1缶(汁気は切る)
有塩バター …… 10g
コンソメ …… 小さじ1
塩胡椒 …… 少々
ケチャップ …… お好みで
パセリ …… お好みで

作り方

1 じゃがいもは小さく切り、水にさらし、水気を切ったら、ふんわりとラップをし、600Wの電子レンジで5〜6分加熱する。熱いうちにバターを入れ、溶かしながらじゃがいもをフォークなどでつぶす。
2 1に残りの材料を加え、小判形に整える。
3 フライパンに並べ、弱火で両面に焼き色がつくまで焼く。皿に盛り、お好みでケチャップとパセリを添えたら完成。

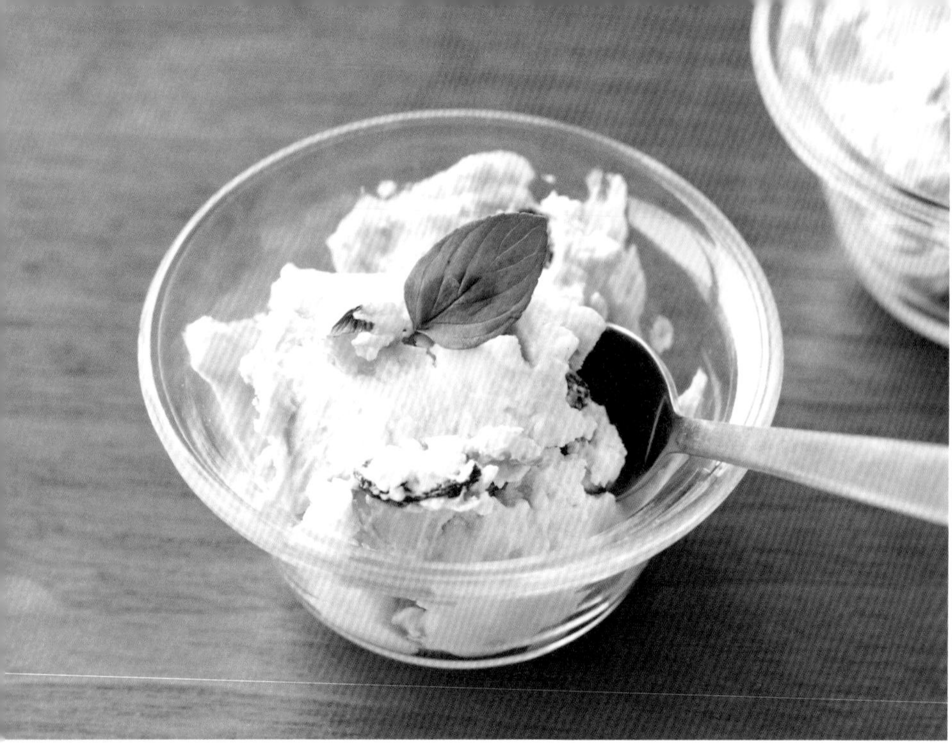

レーズン入りチーズケーキアイス

アイス×チーズケーキという夢の組み合わせなのに、栄養も豊富な一品。
クリーミーかつ濃厚で、大人にも子どもにもおすすめです。ご褒美デザートに、ぜひ!

材料（3人分）

クリームチーズ …… 100g
ギリシャヨーグルト …… 100g
砂糖 …… 30g
レーズン …… 20g
くるみ …… 20g
ミント …… お好みで

作り方

1 クリームチーズは室温に戻す。ファスナー付き保存袋にクリームチーズを入れ、なめらかになるまで揉む。砂糖とヨーグルトを加え、揉み込む。
2 くるみは食感が残る程度にくだく。レーズンとくるみを1に加え混ぜたら、空気を抜くように口を閉め、厚さが均一になるようにして冷凍庫で2時間程度冷やす。
3 器に盛り、お好みでミントをのせたら完成。

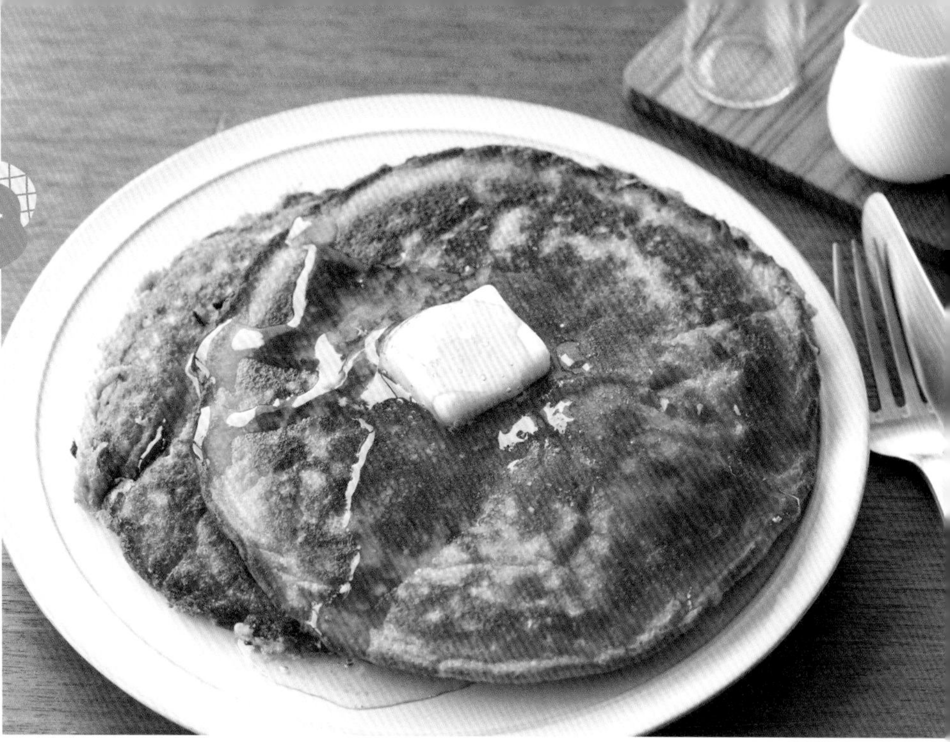

プロテイン入りパンケーキ

プロテイン入りとは思えない、おいしいパンケーキができました！
おいしく楽しく、タンパク質と糖質（エネルギー）を補給することができます。

材料（2枚分）

米粉 …… 50g
ベーキングパウダー …… 5g
プロテイン(チョコ味) …… 大さじ3
卵 …… 1個
牛乳 …… 50mℓ
バナナ …… 2本
こめ油 …… 大さじ1

トッピング用
バター …… 10g
はちみつ …… 適量

作り方

1 ボウルにバナナを入れフォークなどでなめらかになるまでつぶす。こめ油以外の材料を全て加え、よく混ぜる。
2 フライパンにこめ油を入れ弱火で熱し、1を流し入れ、生地がふつふつし始めたら裏返し、火が通るまで焼く。
3 仕上げにはちみつをかけ、バターをのせて完成。

Yuto's ADVICE of Part 7

食事で足りない栄養をとろう

おやつは栄養補給を第一に考えて。運動をする子には運動前後にエネルギー源となる炭水化物やタンパク質を与えましょう。子どもが手を伸ばすには、体にいいだけでなく、味がおいしいことも大切!

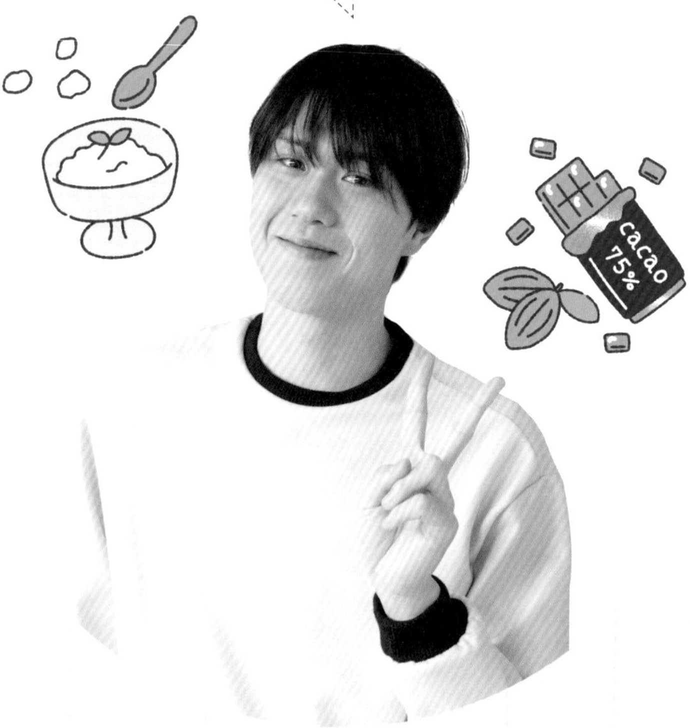

お母さんに聞きました！

僕の成長を支えたのは、母が作ってくれた食事。
子どもの食とどのように向き合っていたのか教えてもらいました。

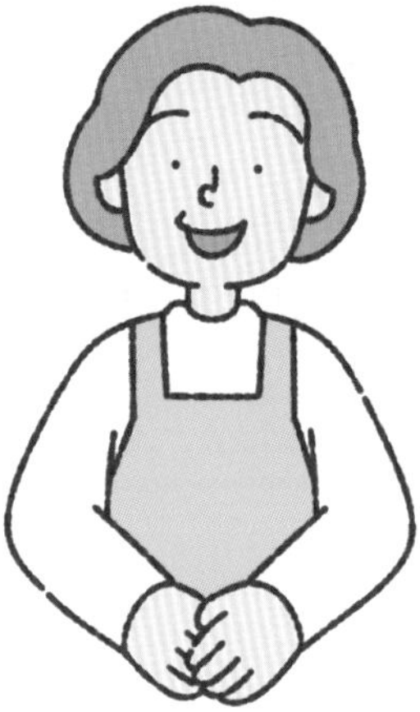

子どもを健康に育てなくてはという想いから、栄養を意識した食事を作るようにしていました。成長期に食べたものが、10年後、20年後の体に影響を与えてしまうと思うと、おそろかにはできないですよね。

最初から栄養の知識があったわけではなく、勉強するようになったのは出産がきっかけです。当時は今ほどインターネットが盛んではなく、本で離乳食のことなどを調べたり、テレビで体によいと紹介されていたことを取り入れたりしていました。

知識が身につくと、カルシウムはビタミンDとセットでとる、運動前はタンパク質と野菜を合わせるなど、自然と自分の中でルールができます。基本は手作りを心がけ、冷凍食品や加工食品はなるべく使わないようにしました。とはいえ、私も仕事をしていたので手の込んだ料理ではなく、シンプルな和食が中心。いろいろな栄養を摂取できるように複数の食材を使い、品数は多めにしていました。

好き嫌いがあっても、無理強いはせず、他のもので栄養を補えばいいと思い、あまり気にしませんでした。この食材にはこんな栄養があるよという話はよくしていたと思います。

親が食事を管理できる間はいいですが、一人暮らしをしたり、外食をしたりするようになると、何を食べているか心配ですよね。でも、子どもの頃に栄養バランスのよい食事を与えていれば、自立してからも体に悪いものは選ばないのではないでしょうか。そういった意味でも、子どもの食事は大切だなと思います。

食材別さくいん

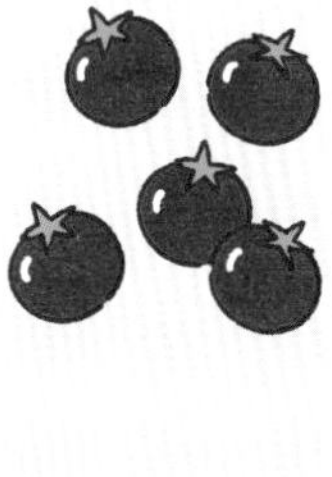

専門用語別さくいん

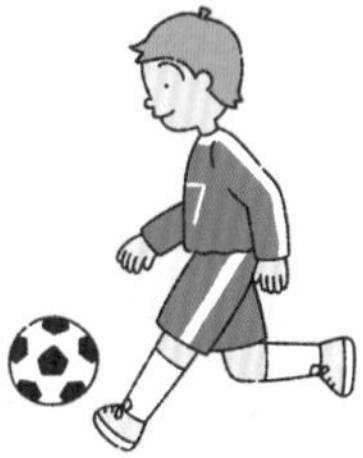

staff

デザイン
望月昭秀＋片桐凜子（NILSON）

撮影
松村隆史（パインビレッジ）

取材
矢澤純子

スタイリング
山田晶子（どなプリ）

調理補助・監修
伊藤瞳（管理栄養士）（en's life）

イラスト
小雨そぉだ

撮影協力
UTUWA、NIJI PROTEIN

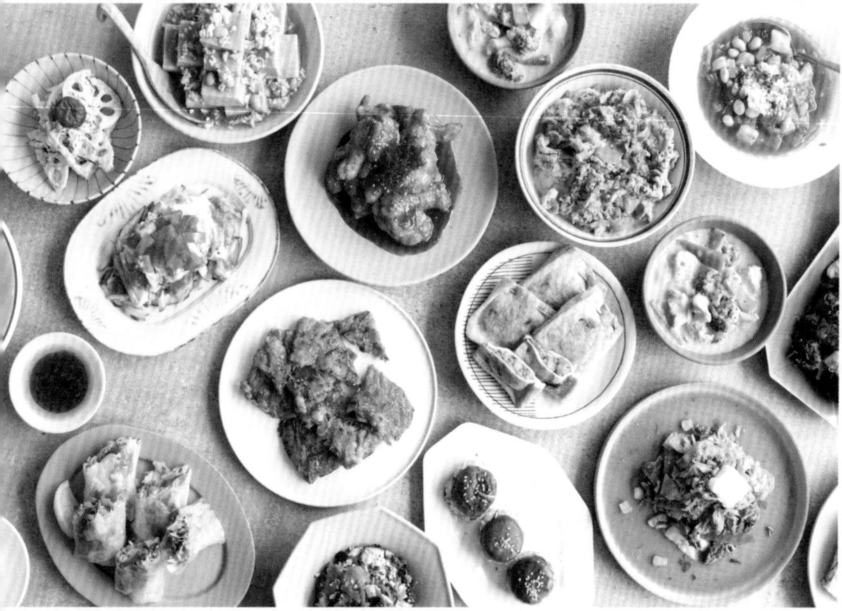

小泉 勇人《こいずみ ゆうと》

茨城県神栖市出身。元プロサッカー選手。選手時代に料理に目覚め、アスリートフードマイスター3級や上級食育アドバイザーなど、6つの資格を取得。2023年に現役を引退。現在は「アスリート×食」の第一人者として、「〝食〟を通じて人生を豊かにする」をモットーに、SNSで知識を発信している。2024年、総フォロワー数は30万人を突破した。その他にも、テレビ・ラジオ出演や「食・健康」に関する事業を複数手掛けるなど、活躍の幅を広げている。著書に『健康美やせ！　カスタム献立』(光文社刊)、『いくら食べても太らない罪悪感ゼロごはん』(宝島社刊)、『高たんぱく低糖質の太らないレンチンごはん』(KADOKAWA刊)がある。

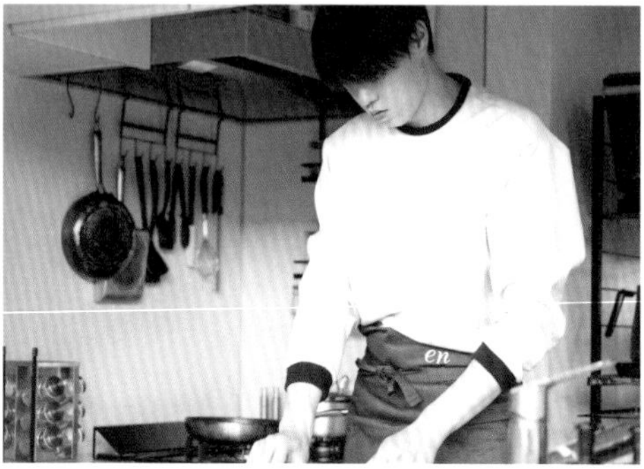

心も体も強くなる
成長期応援!
ぐんぐんレシピ

2024年7月5日　第1刷発行

著　者　小泉勇人
発行人　見城 徹
編集人　菊地朱雅子
編集者　茂木 梓　二本柳陵介
発行所　株式会社 幻冬舎
〒151-0051 東京都渋谷区千駄ヶ谷4-9-7
電話　03(5411)6211(編集)
03(5411)6222(営業)
公式HP：https://www.gentosha.co.jp/
印刷・製本所　中央精版印刷株式会社

検印廃止

Printed in Japan
ISBN978-4-344-04308-4　C0077

この本に関するご意見・ご感想は、
下記アンケートフォームからお寄せください。
https://www.gentosha.co.jp/e/